MIKOLA BOGOMOLOV
INNA PARFILO

DISPOSITIVO DE MEDIÇÃO DA GLUCOSE NO SANGUE COM UMA ANTENA DE RETALHO INTEGRADA

MIKOLA BOGOMOLOV
INNA PARFILO

DISPOSITIVO DE MEDIÇÃO DA GLUCOSE NO SANGUE COM UMA ANTENA DE RETALHO INTEGRADA

MEDIÇÃO DA GLUCOSE NO SANGUE

Imprint
Any brand names and product names mentioned in this book are subject to trademark, brand or patent protection and are trademarks or registered trademarks of their respective holders. The use of brand names, product names, common names, trade names, product descriptions etc. even without a particular marking in this work is in no way to be construed to mean that such names may be regarded as unrestricted in respect of trademark and brand protection legislation and could thus be used by anyone.

Cover image: www.ingimage.com

This book is a translation from the original published under ISBN 978-620-7-65393-5.

Publisher:
Sciencia Scripts
is a trademark of
Dodo Books Indian Ocean Ltd. and OmniScriptum S.R.L publishing group

120 High Road, East Finchley, London, N2 9ED, United Kingdom
Str. Armeneasca 28/1, office 1, Chisinau MD-2012, Republic of Moldova, Europe
Printed at: see last page
ISBN: 978-620-7-90897-4

BOGOMOLOV M.F., PARFILO I.O.

RESUMO

Relevância do tema: A maioria dos métodos de teste rápido da glucose requer uma picada no dedo, o que é bastante inconveniente para as pessoas com diabetes. Por este motivo, muita investigação tem-se concentrado em encontrar uma alternativa, nomeadamente um método indolor e minimamente invasivo para a monitorização da glicose.

Objetivo: Medição não-invasiva da glucose no sangue utilizando uma antena patch.

Para atingir este objetivo, foram definidas as seguintes tarefas:

1. Fazer uma pesquisa de patentes de glucómetros e uma pesquisa bibliográfica de métodos não invasivos de monitorização da glicemia.

2. Analisar a utilização de antenas como método de medição da glucose no sangue e fornecer fórmulas para o cálculo de parâmetros e especificações.

3. Construir um diagrama de blocos de um modelo útil de um dispositivo para medir a glucose no sangue com uma antena de retalho integrada.

4. Desenvolver um modelo da antena patch e analisar a sua conformidade com as características técnicas planeadas.

5. Fazer um modelo do fantoma do dedo e medir o parâmetro S11 para diferentes concentrações de glucose no fantoma do dedo em diferentes posições à volta da antena.

Palavras-chave: glicose, glucómetro, antena patch, constante dieléctrica, medição.

ÍNDICE

INTRODUÇÃO

A diabetes mellitus (DM) é um grupo de distúrbios metabólicos caracterizados por hiperglicemia na ausência de tratamento. A principal caraterística da diabetes é a diminuição da secreção de insulina, da ação da insulina ou de ambas [1].

Atualmente, o número de pessoas com diabetes é de aproximadamente 537 milhões e, de acordo com o relatório da OMS, a prevalência da diabetes entre pessoas com mais de 18 anos é de 8,5%. Na Ucrânia, estão oficialmente registados mais de 1,2 milhões de casos, embora os estudos mostrem que, por cada caso registado, há 2-3 casos não diagnosticados, o que sugere que o número real pode atingir 3,4-4 milhões [2].

Uma das questões mais prementes da endocrinologia moderna é a possibilidade de diagnóstico precoce da diabetes e o tratamento das suas complicações. Os doentes com diabetes têm de monitorizar constantemente os seus níveis de glicose no sangue e, consequentemente, injetar a dose correcta de insulina no seu organismo. O teste rápido da glucose é efectuado através de medidores de glucose. O problema é que a maioria dos glucómetros requer uma picada no dedo, o que é bastante inconveniente para muitas pessoas. Por este motivo, muita investigação tem-se concentrado em encontrar uma alternativa, nomeadamente a monitorização da glicose minimamente invasiva e indolor [3].

Objetivo: Medição não invasiva da glucose no sangue utilizando uma antena patch.

Objectivos:

1. Fazer uma pesquisa de patentes de glucómetros e uma pesquisa bibliográfica de métodos não invasivos de monitorização da glicemia.

2. Analisar a utilização de antenas como método de medição da glucose no sangue e fornecer fórmulas para o cálculo de parâmetros e especificações.

3. Construir um diagrama de blocos de um modelo útil de um dispositivo para medir a glucose no sangue com uma antena de retalho integrada.

4. Desenvolver um modelo da antena patch e analisar a sua conformidade com as características técnicas planeadas.

5. Criar um modelo do fantoma do dedo e medir o parâmetro S11 para diferentes concentrações de glucose no fantoma do dedo.

SECÇÃO I
REVISÃO DA LITERATURA
1.1 Definição e classificação da diabetes mellitus

A diabetes mellitus (DM) é um grupo de distúrbios metabólicos caracterizados por hiperglicemia na ausência de tratamento. A principal caraterística da diabetes é a diminuição da secreção de insulina, da ação da insulina ou de ambas [1].

Segundo consta, cerca de 3 milhões de pessoas morrem todos os anos devido a esta doença, ou seja, uma morte em cada 10 segundos [4]. Atualmente, o número de pessoas com diabetes é de aproximadamente 450 milhões e, de acordo com a Organização Mundial de Saúde, a prevalência da diabetes entre as pessoas com mais de 18 anos é de 8,5%. Na Ucrânia, estão oficialmente registados mais de 1,2 milhões de casos, embora estudos mostrem que, por cada caso registado, há 2-3 casos não diagnosticados, o que sugere que o número real pode atingir 3,4-4 milhões [2].

Consideremos os principais tipos de diabetes mellitus (Figura 1.1) [5]. Os mais comuns são os tipos 1 e 2.

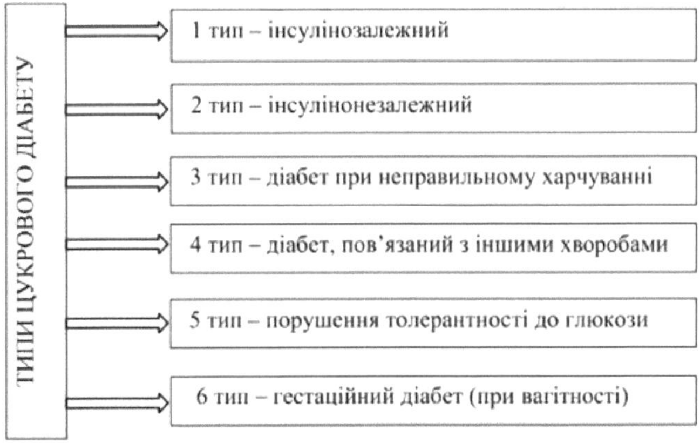

Figura 1.1 - Tipos de diabetes mellitus

7

A diabetes tipo 1 (ou diabetes insulinodependente) caracteriza-se pela cessação total ou insuficiente da síntese de insulina no organismo e pela necessidade de injecções para manter os níveis sanguíneos [6]. Isto deve-se a alterações nas células produtoras de insulina do pâncreas (células β) que podem ser causadas por factores ambientais, infecções virais e mecanismos genéticos [5].

A diabetes tipo 2 (tipo insulino-independente) caracteriza-se pelo facto de o organismo produzir insulina suficiente, mas esta não ser absorvida pelas células do organismo devido a uma resistência. Esta forma ocorre mais frequentemente entre os 50 e os 70 anos de idade e é a mais comum [6]. Este tipo ocorre gradualmente e é frequentemente diagnosticado incidentalmente durante um exame [5].

As características clínicas da diabetes tipo 1 e tipo 2 e da diabetes gestacional são apresentadas no (Quadro 1.1) [2].

Tabela 1.1 - Características clínicas dos diferentes tipos de diabetes mellitus

Sintomas	Diabetes mellitus		
	Tipo 1	Tipo 2	gestacional
Um arranque em força	+	-	-
Peso corporal excessivo	-	+	-\+
Fluxo constante	-	+	+
Cetoacidose	+	-	-
Reduzir o nível de insulina no sangue	+	-	+
Aumento dos níveis de peptídeo C	-	+	-
Anticorpos de células P pancreáticas	+	-	+
Associação com alelos HLA	+	-	+
A necessidade de insulina exógena	+	-	+
Complicações tardias: microangiopatias	+	-	+

A diabetes gestacional ocorre pela primeira vez nas mulheres durante a gravidez. É causada pelo desenvolvimento fisiológico de resistência à insulina devido à produção excessiva de hormonas placentárias, antagonistas fisiológicos da insulina. A doença resolve-se por si própria [7].

1.1.1 Diabetes mellitus tipo 1

A diabetes tipo 1 é uma doença autoimune caracterizada pela destruição gradual das células β *no* pâncreas, o que leva a uma falta de insulina. As causas da diabetes tipo 1 podem ser descritas da seguinte forma:

- a presença de antigénios de histocompatibilidade (*HLA-B8, B16, B15, B35, DR3, DR4, DR3/DR4, DQA-Arg52+/DQB-Asp57,* etc.)

- determinação genética, nomeadamente a sensibilidade das células β aos antigénios ou a capacidade de desenvolver imunidade antiviral;

- a presença de genes responsáveis pela síntese da insulina (cromossoma 11) ou de genes associados às imunoglobulinas e aos grupos sanguíneos;

- exposição ambiental (os factores desencadeantes são vírus, produtos químicos, toxinas, vírus *β-tropicais*, substâncias citotóxicas) com o aparecimento de antigénios [2].

Os sintomas da diabetes tipo 1 podem ser divididos em dois grupos:

- causada pela descompensação da doença;

- causada pela presença de angiopatia diabética, neuropatia e outras complicações da doença.

A compensação da diabetes mellitus é a manutenção dos principais indicadores do metabolismo dos hidratos de carbono, das gorduras, das proteínas e dos electrólitos a um nível próximo do normal, o que garante uma condição satisfatória do doente e o seu desempenho. Por conseguinte, os sintomas de descompensação incluem polidipsia (sede), poliúria (aumento da produção de urina), noctúria (necessidade frequente de urinar à noite), boca seca, comichão na pele, perda rápida de peso, fraqueza e perda de peso [8].

Este tipo de diabetes desenvolve-se normalmente em crianças e pessoas com menos de 40 anos de idade. O número de pessoas com este tipo de diabetes é de 10-13% do número total de pessoas com diabetes [6].

1.1.2 Diabetes mellitus tipo 2

De acordo com a investigação, esta doença tem uma herança poligénica. Os factores externos que contribuem para o desenvolvimento da doença incluem a alimentação excessiva e a inatividade física, que por sua vez conduzem à obesidade. A obesidade é observada em quase 80% dos doentes com diabetes de tipo 2.

O maior risco de desenvolvimento é com:

- pessoas idosas;

- gémeos idênticos, um dos quais sofre de diabetes;

- mulheres que deram à luz uma criança com peso igual ou superior a 4,5 kg;

- pessoas com um ou ambos os pais que sofrem de diabetes;

- Mulheres com filhos com deficiências de desenvolvimento;

- pessoas com glicosúria renal e nutricional, que ocorre ocasionalmente em situações de stress;

- pessoas que sofrem de hipertensão, aterosclerose, obesidade, hiperuricemia, gota;

- doentes com doenças do trato biliar e do fígado, do pâncreas, infecções crónicas do trato urinário, DRC e sistema respiratório;

- doentes com manifestações de síndrome metabólica (IR, hipertensão, hiperinsulinemia, hiperuricemia, aumento da agregação plaquetária, microalbuminúria);

- doentes com neuropatias de etiologia pouco clara.

A diabetes tipo 2 caracteriza-se por uma evolução lenta da doença, sobretudo nos idosos. As queixas causadas pela descompensação da diabetes podem ser episódicas. A sede e a poliúria aumentam à noite e após as refeições. No entanto, em caso de infeção, intoxicação e traumatismo, a diabetes tipo 2 pode manifestar-se de forma bastante aguda [9].

1.2 Análise dos actuais glucómetros disponíveis no mercado ucraniano

Uma das questões mais prementes da endocrinologia moderna é a possibilidade de diagnóstico precoce da diabetes e o tratamento das suas complicações. Os doentes com diabetes devem monitorizar constantemente o seu estado metabólico (níveis de glicose no sangue) e, em conformidade, administrar a dose correcta de insulina. O teste rápido da glucose é efectuado através de medidores de glucose.

Atualmente, existem mais de 200 produtos de insulina comercializados no mundo, cada um com as suas próprias características clínicas e farmacológicas e com diferentes durações de ação. Cerca de 85% de todos os produtos de insulina são fabricados por estas empresas: Novo Nordisk (Dinamarca), Bioton (Polónia), Lilly France (França), Sanofi-Aventis (Alemanha). Na Ucrânia, a produção industrial de insulina começou em 1999 [10].

Os glucómetros dividem-se em fotométricos e electroquímicos, de acordo com o princípio de funcionamento. Os glucómetros fotométricos determinam a concentração de glucose através da alteração da cor do reagente em resultado da reação da glucose com substâncias especiais presentes na tira de teste [11]. As principais enzimas das tiras-teste são a glucose oxidase e a glucose desidrogenase. A mudança de cor é registada por meio de um espetrómetro [10]. Os glucómetros electroquímicos determinam o nível de glicose medindo a corrente gerada pela interação entre a glicose e os reagentes aplicados na tira de teste [11].

1.2.1. FreeStyle Libre

O Freestyle Libre utiliza tecnologia subcutânea, baseada em fios, para medir os níveis de glucose no líquido intersticial. Este medidor de glucose é classificado como minimamente invasivo porque a punção é feita com um fio fino que é inserido apenas nas camadas superiores da pele. O sensor permanece no corpo até 14 dias [10].

A figura 1.2 mostra o aspeto do glucómetro:

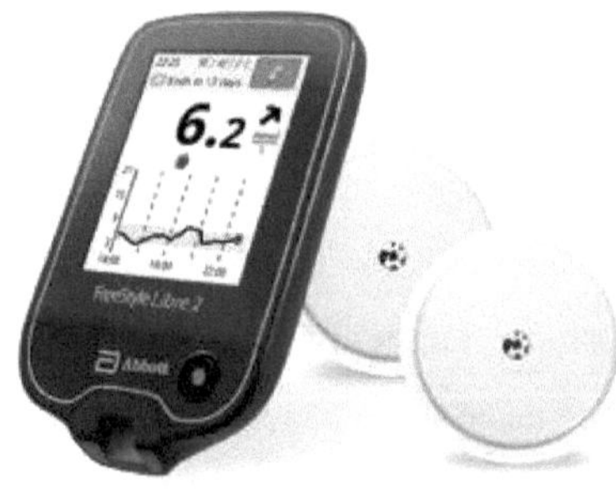

Figura 1.2 - Exterior do medidor de glucose *Freestyle Libre*

O sensor do *Freestyle Libre* mede automaticamente os níveis de glucose a cada minuto e os resultados são armazenados em intervalos de 15 minutos. O leitor é mantido junto ao sensor sempre que se pretende efetuar uma leitura da glicemia. Apresenta informações sobre a glicose nas últimas 8 horas, incluindo o nível de glicose atual e um gráfico de tendências [12]. As especificações técnicas são apresentadas no (Quadro 1.2) [13]:

Quadro 1.2 - Especificações técnicas do *Freestyle Libre*

Método de medição dos níveis de glucose	Eletroquímica
Tamanho do sensor	Altura 5 mm, diâmetro 35 mm
Gama de determinação da glucose no sangue	20 - 500 mg/dl
Peso do sensor	5 r
Número máximo de dias de funcionamento do detetor	14 dias

Vantagens do sensor *Freestyle Libre*:

- o procedimento de medição dos níveis de glucose é completamente indolor;

- o sensor não interfere nem causa desconforto;

- ausência de um procedimento de calibração;

- *O Freestyle Libre* é completamente à prova de água [13].

Desvantagens do sensor *Freestyle Libre*:

- o sensor do *FreeStyle Libre* está localizado nos tecidos e não no sangue. Isto significa que os dados podem registar um atraso de 15-20 minutos [10];

- o dispositivo apresenta imprecisões em níveis de glicose mais baixos. Em 40% dos casos em que o dispositivo indicou que o nível de glucose do doente era <60 mg/dL, o nível real de glucose estava dentro do intervalo normal (81-160 mg/dL) [12].

1.2.2 Accu - Chek Active

O sistema de controlo da glicemia é constituído por um medidor de glicose e tiras-teste. O medidor de glicose *Accu-Chek Active foi* concebido para quantificar os níveis de glicose em sangue capilar fresco e só pode ser utilizado em conjunto com as tiras-teste *Accu-Chek Active* [14].

A figura 1.3 mostra o aspeto do glucómetro:

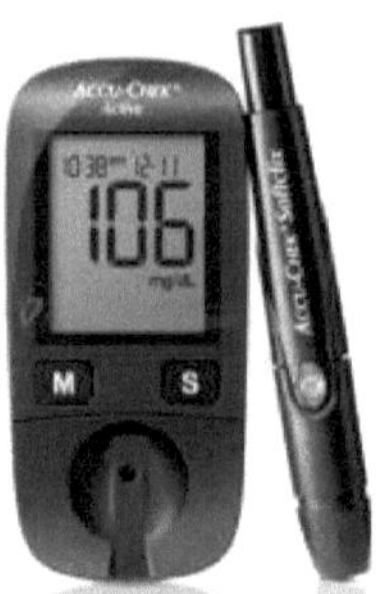

Figura 1.3 - Exterior do monitor de glicemia *Accu-Chek Active*

As características técnicas são apresentadas no (Quadro 1.3) [15]:

Tabela 1.3 - Especificações técnicas *do Accu-Chek Active*

Método de medição dos níveis de glucose	fotométrico
Dimensões	97,8 x 46,8 x 19,1 mm
O intervalo de determinação da glucose no sangue	0,6 - 33,3 mmol/l
Peso	50 g com pilha
Calibração	Sangue total
Memória.	500 resultados
Tempo de medição	5 segundos
Volume de uma gota de sangue	1-2 µl

Vantagens do medidor de glicose *Accu-Chek Active*:

- fácil de utilizar. Ecrã grande, sem necessidade de premir botões para obter resultados;

- não é necessário codificar;

- a capacidade de transferir dados para um PC;

- O medidor de glucose lembra-se dos últimos 500 testes.

Desvantagens do medidor de glicose *Accu-Chek Active*:

- é necessária uma punção no dedo;

- pode haver pequenos erros na medição da glucose [15].

1.2.3 Seleção simples com um toque

As especificações técnicas são apresentadas no (Quadro 1.4):

Quadro 1.4 - Especificações técnicas do *One Touch Select Simple*

Método de medição dos níveis de glucose	eletroquímico
Dimensões	86 x 51 x 16 mm
O intervalo de determinação da glucose no sangue	1,1 - 33,3 mmol / l
Peso	43 g com bateria
Calibração	Sangue total
Tempo de medição	5 segundos
Volume de uma gota de sangue	0,5 µl

A figura 1.4 mostra o aspeto do glucómetro:

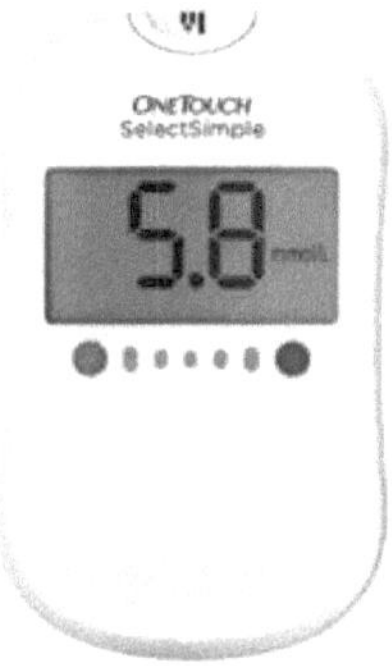

Figura 1.4 - Exterior do medidor de glicose *One Touch Select* Simple

Vantagens do medidor de glicose *One Touch Select Simple*:

- O medidor de glicose *One Touch Select Simple* é fácil de utilizar;

- O aparelho avisa se o resultado da medição for de glicose baixa [20-69 mg/dL (1,1-3,8 mmol/L)], alta [180-239 mg/dL (9,9-13,2 mmol/L)] ou muito alta [240-600 mg/dL (13,3-33,1 mmol/L)] [16].

Desvantagens do medidor de glicose *One Touch Select Simple*

- a embalagem contém apenas dez tiras-teste. Para utilização posterior, as tiras-teste devem ser adquiridas separadamente;

- os dados não são guardados. O medidor de glicose não permite sincronizar as leituras com um dispositivo digital;

- A bateria tem uma duração de um mês [17].

1.2.4 Longevita Smart

O medidor de glicose *Longevita Smart* tem a função de apresentar no visor o resultado do teste, a hora e a data da medição da glicose.

A figura 1.5 mostra o aspeto do *Longevita Smart*:

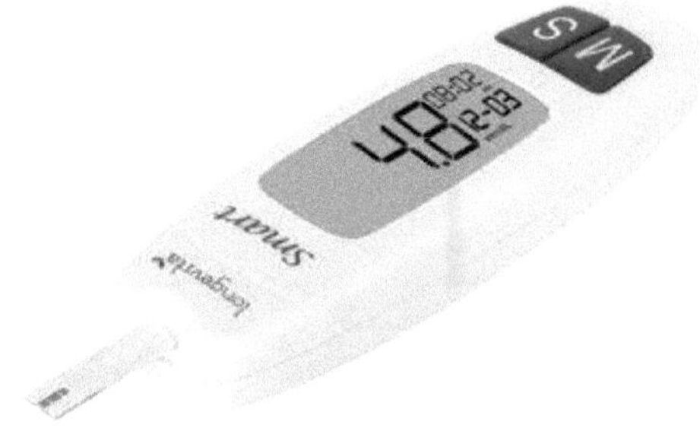

Figura 5 - Aspeto do medidor de glucose *Longevita Smart*

As suas características técnicas são apresentadas no quadro 1.5 [18]:

Tabela 1.5 - Características técnicas do *Longevita Smart*

Método de medição dos níveis de glicose	Eletroquímica
Dimensões	150x115x45mm

Gama de determinação da glucose no sangue	1,1 - 33,3 mmol / l
Peso	50 г
Calibração	Sangue total
Memória.	360 medições
Tempo de medição	5 segundos
Volume de uma gota de sangue	1 µl

1.2.5 Comparação das características dos medidores de glicose

A Tabela 1.6 apresenta uma comparação dos medidores de glucose acima referidos. Esta tabela mostra que o *Accu-Chek Active* tem a gama mais ampla de medição da glucose *e o Freestyle Libre tem a* gama *mais estreita.* Isto pode ser explicado pelo facto de, ao contrário de outros glucómetros, *o Freestyle Libre ser minimamente* invasivo. Ao mesmo tempo, é o mais pequeno em tamanho e não requer uma picada no dedo. Os glucómetros *One Touch Select Simple* e *Longevita Smart* são muito semelhantes entre si, exceto no que diz respeito ao tamanho.

Quadro 1.6 - Comparação das características dos medidores de glicose

Nome do medidor de glucose	Método de medição dos níveis de glucose	Dimensões	Calibração	Tempo de medição	Gama de determinação da glucose no sangue
Estilo livre livre	Eletroquímica	Altura 5 mm, diâmetro 35 mm	-	mede automaticamente os níveis de glucose a cada minuto	20 - 500 mg/dl (1,11 - 27,78 mmol/l)

Accu-Chek Ativo	fotométrico	97,8 x 46,8 x 19,1 mm	Sangue total	5 segundos	0,6 - 33,3 mmol / l
Seleção simples com um toque	Eletroquímica	86 x 51 x 16 mm	Sangue total	5 segundos	1,1 - 33,3 mmol / l
Longevita Smart	Eletroquímica	150x115x45mm	Sangue total	5 segundos	1,1 - 33,3 mmol / l

Conclusões da Secção I

Este capítulo abordou os tipos de medidores de glicose e a sua classificação. Os glucómetros fotométricos utilizam um espetrómetro para medir a alteração de cor do reagente na tira-teste depois de este reagir com a glicose, enquanto os glucómetros electroquímicos medem a corrente que ocorre quando a glicose reage com os reagentes na tira-teste.

Comparámos também as características dos glucómetros, nomeadamente o método de medição, o tamanho, a calibração, o tempo de medição e o intervalo de glicemia.

MÉTODOS NÃO INVASIVOS DE CONTROLO DA GLICOSE NO SANGUE

2.1 Descrição e análise dos métodos não invasivos de controlo da glicemia mais estudados

Os métodos de medição dos níveis de glucose no sangue dividem-se geralmente em invasivos, minimamente invasivos e não invasivos. Os métodos invasivos requerem a colheita de sangue de doentes com diabetes. A quantidade de sangue depende do método de controlo. Por exemplo, os testes laboratoriais clínicos requerem 1-3 ml de amostra de sangue para analisar os níveis de glucose, sendo o método da hexoquinase utilizado como padrão de referência para o diagnóstico da diabetes [19].

Os métodos electromagnéticos e ópticos utilizam ondas não ionizantes, e cada gama de frequências e comprimento de onda tem as suas vantagens e desvantagens. Nos métodos ópticos, a gama dos terahertz (THz) consegue penetrar superficialmente na pele, interagindo principalmente com a epiderme. Além disso, a penetração das ondas THz depende da intensidade da luz, das propriedades do tecido e do comprimento de onda.

Quando as ondas electromagnéticas atravessam um tecido biológico, podem ocorrer quatro interacções: dispersão, reflexão, absorção e transmissão. Quando as ondas são dirigidas para a superfície do tecido e reflectidas a partir dela, chama-se a isto reflexão. Neste método, são analisadas as características e a intensidade das ondas reflectidas. Nos métodos de dispersão, a onda é dirigida para o tecido, onde interage com o tecido, dispersa-se e sai num ângulo específico. Na absorção, os tecidos absorvem comprimentos de onda específicos de ondas electromagnéticas. A quantidade de luz absorvida pode fornecer a informação necessária sobre a concentração de substâncias no tecido.

Assim, através da análise do comportamento das ondas electromagnéticas no tecido, é possível recolher informações sobre a concentração de glicose no tecido [20].

2.1.1 Espectroscopia no infravermelho próximo

A espetroscopia é um ramo da física que estuda as leis da interação da radiação electromagnética (luz) com uma substância química. Estas interacções podem ser acompanhadas por absorção, emissão ou dispersão de radiação electromagnética.

As vibrações dos átomos de uma molécula, que são acompanhadas por uma alteração do momento de dipolo (mudança de carga), têm as suas próprias frequências de absorção ressonante na região dos infravermelhos (IR). A região infravermelha da radiação electromagnética divide-se nas regiões do infravermelho próximo (700 nm - 2,5 μm), do infravermelho (2,5-25 μm) e do infravermelho distante (25-600 μm). Os espectros de infravermelhos de cada molécula são absolutamente específicos, pelo que podem ser considerados como uma espécie de "impressões digitais" das moléculas [21, p. 115].

A reflexão e absorção da luz de um determinado comprimento de onda provoca vibrações moleculares correspondentes na glucose, que podem ser observadas nos seus espectros. As vibrações moleculares que existem na região geral do infravermelho próximo são chamadas de sobretons.

A estrutura de uma molécula de glucose é mostrada na (Figura 2.1). Na região do infravermelho próximo de comprimento de onda longo (700-1300 nm), foram detectadas vibrações entre *OH* e *CH,* que são designadas por primeiro sobretom. Assim, a molécula de glucose pode ser detectada [22].

$$H_2C=O$$

Figura 2.1 - Estrutura atómica de uma molécula de glicose

Por exemplo, o medidor de glucose *iGLU* 1.0 (Figura 2.2) utiliza o conceito de *espetroscopia NIR de* ondas curtas com dois comprimentos de onda diferentes (940 e 1300 nm).

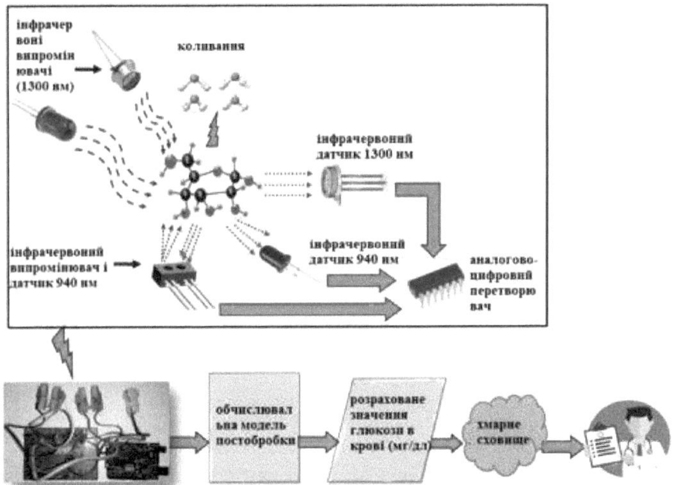

Figura 2.2 - Visão concetual da *iGLU* 1.0

Este dispositivo é implementado com três canais e utiliza a plataforma *IoMT* para armazenamento de dados e monitorização remota.

São utilizados três canais, cada um com o seu próprio emissor e detetor, para recolher dados. Os dados são processados por um conversor analógico-digital de 16 bits com uma taxa de amostragem de 128 amostras por segundo. São utilizados métodos de análise de regressão para calibrar e verificar os dados.

Os dados armazenados na nuvem podem ser utilizados e monitorizados por doentes e médicos. É um dispositivo económico com uma precisão superior a 90%, mas não fornece resultados em tempo real [23].

A principal desvantagem do NIR de comprimento de onda longo é a fraca penetração da luz em comparação com o NIR de comprimento de onda curto (1300 - 2500 nm). Ao mesmo tempo, o comprimento de onda curto tem uma absorção bastante fraca da molécula de glucose em comparação com o comprimento de onda longo. Assim, é preferível utilizar a espetroscopia de infravermelhos próximos de onda curta na investigação [22].

2.1.2 Espectroscopia Raman

A espetroscopia Raman é uma técnica de análise química não destrutiva que fornece informações pormenorizadas sobre a estrutura química, o polimorfismo, as fases, as interacções moleculares e a cristalinidade.

A análise Raman é uma técnica de dispersão de luz através da qual uma molécula dispersa a luz incidente de um laser de alta intensidade. A maior parte da luz dispersa tem o mesmo comprimento de onda que a fonte de laser e não contém qualquer informação útil - isto é conhecido como dispersão de Rayleigh. No entanto, uma pequena quantidade de luz (normalmente 0,0000001%) é dispersa em diferentes comprimentos de onda que dependem da estrutura química da molécula - é a chamada dispersão Raman [24].

Uma vez que a profundidade de penetração da luz laser é muito pequena (apenas 200 µm), o laser não consegue atingir a derme, onde existem microvasos. Por conseguinte, num teste Raman para a glucose no sangue, os cientistas normalmente só obtêm o espetro Raman do estrato córneo e da epiderme [25].

Como se mostra na Figura 2.3, o espetrómetro Raman mais simples consiste numa lente que capta parte da radiação dispersa e a dirige para um filtro que transmite apenas a luz Raman dispersa. Um computador processa o sinal e fornece o correspondente desvio Raman [26].

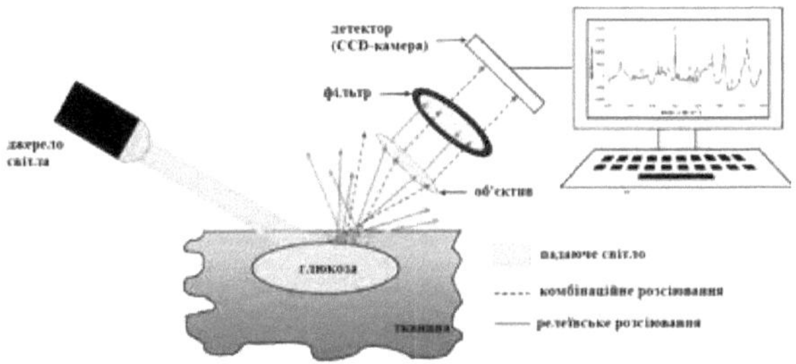

Figura 2.3 - Representação esquemática do instrumento de espetroscopia Raman

2.1.3 Polarimetria

A polarimetria é uma técnica de análise ótica que mede a dispersão rotacional ótica causada por uma molécula opticamente ativa. A glucose apresenta várias formas de isomerismo, em particular, forma dois isómeros quirais ópticos, a *D-glucose* e a *L-glucose*. Os enantiómeros são imagens especulares um do outro, pelo que *a D-glucose* fará rodar o plano da luz polarizada no sentido dos ponteiros do relógio, enquanto *a L-glucose* fará rodar o plano no sentido contrário ao dos ponteiros do relógio.

A D-glucose é natural, enquanto *a L-glucose* só foi produzida sinteticamente. O princípio da polarimetria consiste em determinar a concentração de glucose através do ângulo de retorno da luz polarizada [27].

A figura 2.4 mostra um esquema de um polarímetro e os seus componentes: fonte de luz, amostra, analisador de polarização, polarizador linear e fotodetector.

A luz não polarizada é caracterizada por um campo elétrico que oscila em vários planos em relação ao eixo de propagação.

Um polarizador linear ideal pode filtrar uma fonte de luz de forma a que o campo elétrico no interior da fonte de luz oscile apenas num plano, neste caso perpendicular à superfície da amostra. Desta forma, a luz polarizada passa através da amostra e as moléculas de glucose na amostra fazem com que o ângulo do campo elétrico rode em relação ao seu ângulo original. O polarizador é também utilizado como analisador de polarização para determinar o plano da luz polarizada após a sua passagem pela amostra. Quando o eixo de polarização no analisador coincide com o ângulo de rotação (θ) do campo elétrico, a intensidade máxima da luz é detectada pelo fotodetector [28].

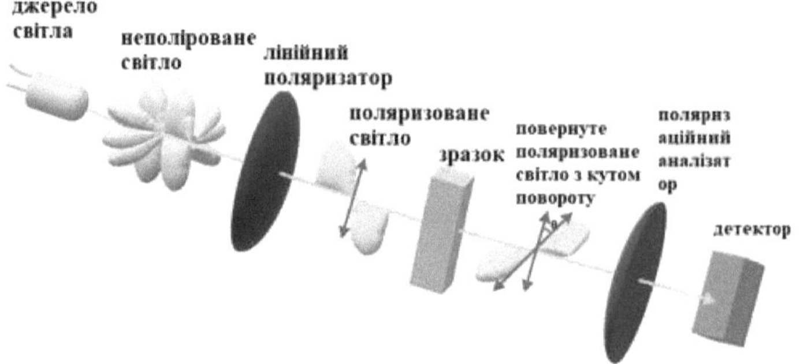

Figura 2.4 - Esquema simplificado de um polarímetro

No entanto, a pele não é muito adequada para a polarimetria devido ao elevado nível de dispersão que causa a despolarização. Por este motivo, quase todos os estudos de polarimetria se centraram no humor aquoso do olho [20]. A luz pode passar quase tangencialmente através do humor aquoso ou ser reflectida na retina, e a maioria dos estudos utilizou uma destas abordagens (Figura 2.5). As complicações surgem porque o nível de glucose no humor aquoso é diferente do nível de glucose no sangue: estudos mostram que o nível de glucose no humor aquoso é 70% do nível de glucose no sangue. Existe também um atraso temporal que, nos coelhos, é de cerca de 5 minutos e que, segundo os modelos, pode atingir os 7 minutos nos seres humanos.

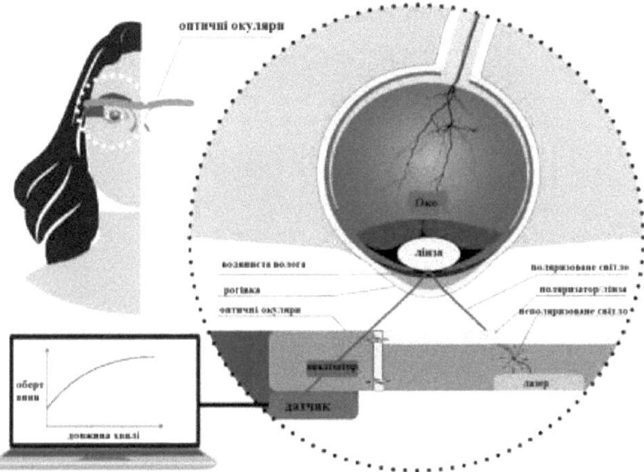

Figura 2.5 - Método polarimétrico para determinação da glucose no olho humano

De um ponto de vista prático, existem problemas de segurança quando se utilizam fontes de luz fortes [27].

2.1.4 Espectroscopia no infravermelho médio

Tal como a espetroscopia de infravermelhos próximos, a espetroscopia de infravermelhos médios (*MIR*) *é* utilizada para obter informações numéricas sobre uma amostra com base em espectros de absorção. Esta espetroscopia utiliza um comprimento de onda mais longo na gama de 2500-10 000 nm, pelo que ocorre menos dispersão e mais absorção no tecido, resultando em picos claros e nítidos nos espectros de absorção da glucose.

No entanto, *o MIR* só pode penetrar na pele até uma profundidade mínima de cerca de 100 μm devido à absorção de água e de outros compostos biológicos (Figura 2.6). Este facto limita a sintonização do sistema para a reflexão, uma vez que a transmitância não pode ser medida.

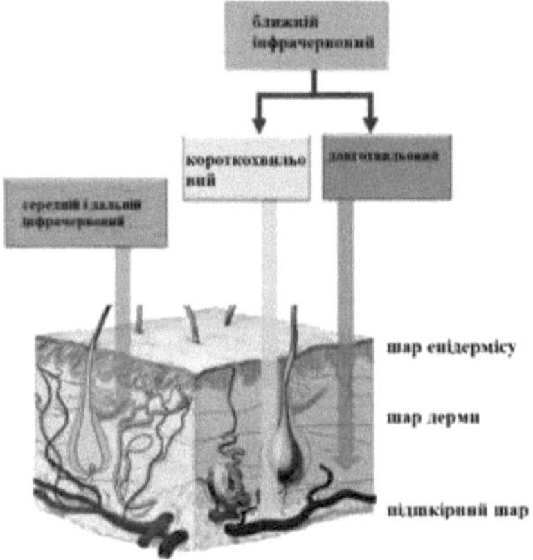

Figura 2.6 - Profundidade de penetração na região do infravermelho médio

Foi proposto um método de estimativa da concentração de glucose através da medição da absorção da *luz MIR pela mucosa oral* utilizando fibras ocas e um prisma de reflexão total atenuada (*ATR*). A absorção é medida a partir do feixe proveniente do prisma *ATR,* que por sua vez é colocado entre os lábios superior e inferior, através da fibra oca. A Fig. 2.7 apresenta uma representação simplificada do sistema [30]:

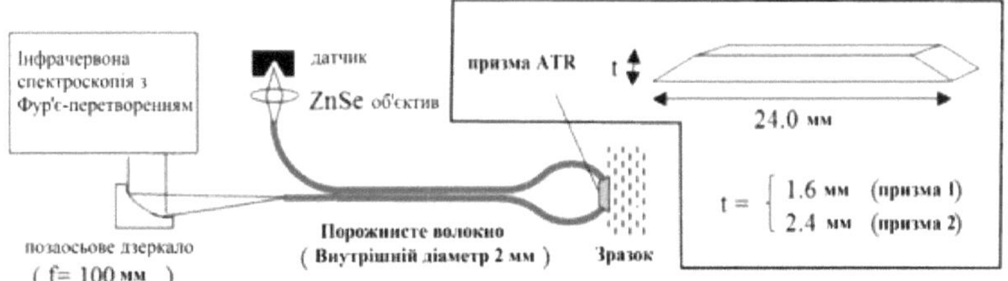

Figura 2.7 - Estrutura esquemática do sistema *MIR* proposto

2.2 Utilização de antenas como método de medição da glucose no sangue

2.2.1 Constante dieléctrica do sangue

A constante dieléctrica é uma medida da capacidade de um material para armazenar carga. A equação de Cole-Cole pode ser utilizada para modelar com precisão o comportamento dielétrico dos tecidos biológicos numa vasta gama de frequências [30]. O valor da constante dieléctrica pode ser determinado utilizando a seguinte equação (2.1):

$$\varepsilon(\omega) = \varepsilon_\infty + \sum_n \frac{\Delta\varepsilon_n}{1+(j\omega\tau_n)^{(1-a_n)}} + \frac{\sigma_i}{j\omega\varepsilon_0} \tag{2.1}$$

em que, ω *é a* frequência cíclica, ε_0 - é a constante dieléctrica de $\omega\tau \ll 1$, ε_∞ - é a constante dieléctrica de $\omega\tau \gg 1_{im}\alpha$ é o parâmetro que representa a distribuição do tempo de relaxação, *n* é a ordem do modelo de Cole-Cole, σ é a condutividade e τ é o tempo médio de relaxação [32].

Em pessoas sem diabetes, os níveis de glucose no sangue são normalmente mantidos entre 72 mg/dl e 216 mg/dl. Foi observado que a constante dieléctrica e a condutividade diminuem com o aumento da concentração de glucose. A constante dieléctrica mostra uma ligeira diminuição em resposta a um aumento da glucose no sangue, enquanto a condutividade mostra uma diminuição mais pronunciada [31].

2.2.2 Antenas de microfita. Classificação e características

No sentido mais lato, uma antena é normalmente uma estrutura que tem uma região de transição de uma onda direcional para uma onda de espaço livre e vice-versa. No modo de transmissão, uma antena converte energia em ondas electromagnéticas e transmite-as ao longo de uma linha de transmissão para o espaço livre. No modo de receção, a antena recebe energia sob a forma de ondas electromagnéticas do espaço livre e transmite-a ao longo da mesma linha de transmissão.

As antenas de microfita tornaram-se muito populares na década de 1970 e foram utilizadas principalmente na indústria espacial [33].

Este tipo de antena tem uma série de vantagens em relação às antenas tradicionais:

- pequeno volume, peso leve;

- baixos custos de fabrico;

- mecanicamente durável quando instalado em superfícies duras.

As antenas patch de microfita também apresentam uma série de desvantagens em relação às antenas convencionais. De seguida, apresentam-se algumas das suas principais desvantagens:

- largura de banda estreita;

- baixo ganho;

- radiações estranhas provenientes de alimentadores [34].

Uma estrutura simplificada é mostrada na (Fig. 2.8). Qualquer antena microstrip é constituída por um elemento radiante, um substrato dielétrico e uma blindagem metálica [35].

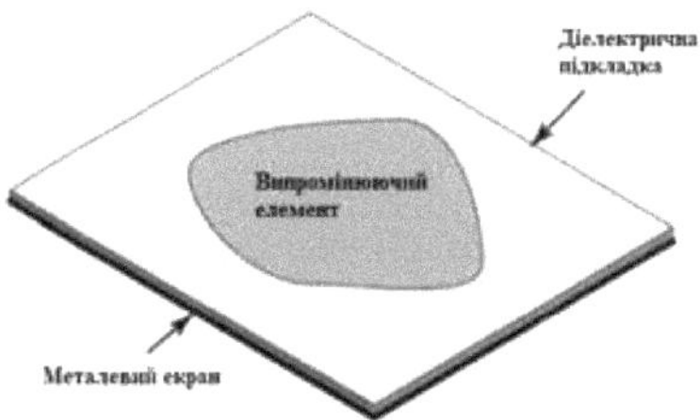

Figura 2.8 - Estrutura simplificada de uma antena de microfita

As antenas de microfita também são frequentemente designadas por antenas de remendo. O elemento radiante de uma antena de retalho pode ser quadrado, circular, retangular, uma tira fina (dipolo), triangular, elíptico ou qualquer outra configuração. Os elementos radiantes quadrados, rectangulares, circulares e dipolos são os mais comuns devido à sua facilidade de fabrico e à baixa polarização cruzada [36]. A figura 2.9 mostra os tipos de elementos radiantes [37]:

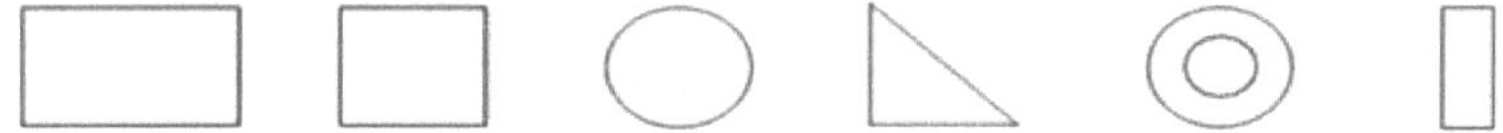

Figura 2.9 - Tipos de elementos radiantes

Existem muitos materiais dieléctricos que podem ser utilizados para um substrato dielétrico. Cada dielétrico tem as suas próprias características que afectam o desempenho global da antena. Os materiais dieléctricos mais comuns e as suas propriedades estão listados na (Tabela 2.1) [38]:

Tabela 2.1 - Materiais dieléctricos e suas características

Parâmetros.	FR4	RO-4003	RT-Duroid
Constante dieléctrica	4.36	3.4	2.2
Tangente de perda dieléctrica	0.013	0.002	0.0004
absorção de água (%)	<0.25	0.06	0.02
Resistência à tração (MPa)	310	141	450
Tensão de rutura	55 kV	-	>60 kV

[3]Densidade (kg/m³)	1850	1790	2200

2.2.3 Parâmetros das antenas de microfita e seu cálculo

Para determinar a largura do elemento radiante *Wp* da antena de microfita, utiliza-se a equação (2.2) [39]:

$$Wp = \frac{v_0}{2f_r}\sqrt{\frac{2}{\varepsilon_r + 1}}, \quad (2.2)$$

em que, v_0 - é a velocidade da onda electromagnética, f_r - a frequência de ressonância, ε_r - é a constante dieléctrica do substrato.

As linhas de campo elétrico da linha microstrip (Figura 2.10(a)) são mostradas (Figura 2.10(b)). Pode observar-se que a maioria das linhas de campo elétrico se encontra no substrato, enquanto algumas se encontram no ar. Neste caso, a linha microstrip é eletricamente mais larga do que as suas dimensões físicas. Para ter em conta este efeito, é introduzido um novo valor no projeto da antena - a permissividade efectiva ε_{reff}.

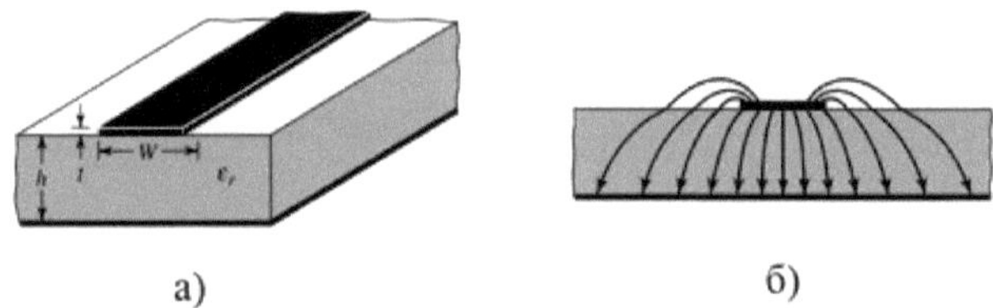

Figura 2.10 - Estrutura geral de uma linha microstrip a) Linha microstrip; b) Linhas de campo elétrico de uma linha microstrip

A permissividade efectiva é uma função da frequência. Em baixas frequências, a permissividade efectiva permanece praticamente inalterada. À medida que a frequência aumenta, o seu valor também começa a aumentar e acaba por se aproximar do valor da constante dieléctrica do substrato. O valor inicial da permissividade efectiva (a baixas frequências) pode ser calculado utilizando a fórmula (2.3):

$$\varepsilon_{reff} = \frac{\varepsilon_r + 1}{2} + \frac{\varepsilon_r - 1}{2}\left[1 + 12\frac{h}{Wp}\right]^{-1/2} \tag{2.3}$$

Como já foi referido, o elemento radiante elétrico de uma antena microstrip é maior do que as suas dimensões físicas. Por conseguinte, as dimensões do elemento radiante ao longo do seu comprimento foram aumentadas numa distância ΔL (em cada extremidade), que é uma função da relação largura/altura (*W/h*) e da permissividade efectiva ε_{reff} (Fig. 2.11):

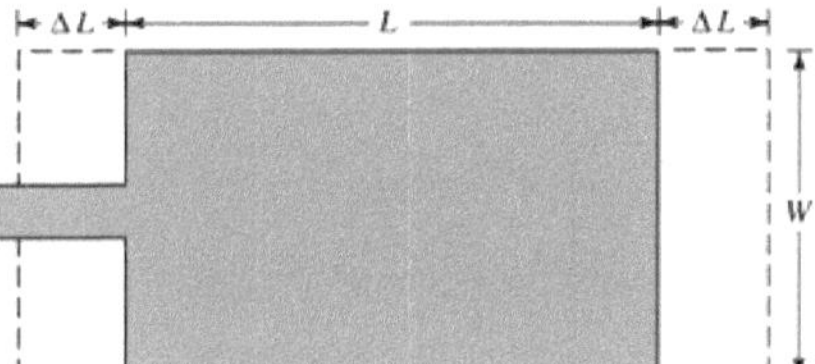

Figura 2.11 - Dimensões do elemento radiante

O valor de ΔL pode ser obtido a partir da fórmula (2.4):

$$\frac{\Delta L}{h} = 0.412\,\frac{(\varepsilon_{reff} + 0.3)\left(\frac{Wp}{h} + 0.264\right)}{(\varepsilon_{reff} - 0.258)\left(\frac{Wp}{h} + 0.8\right)} , \tag{2.4}$$

Para calcular o comprimento do elemento radiante Lp, utilizar a fórmula (2.5) [36]:

$$Lp = \frac{\lambda}{2} - 2\Delta L \tag{2.5}$$

onde, λ - é o comprimento de onda de radiação da antena.

2.2.4 Alimentação da antena de microfita

A antena patch é normalmente alimentada utilizando uma sonda coaxial (Figura 2.12(a)) ou uma linha microstrip (Figura 2.12(b)):

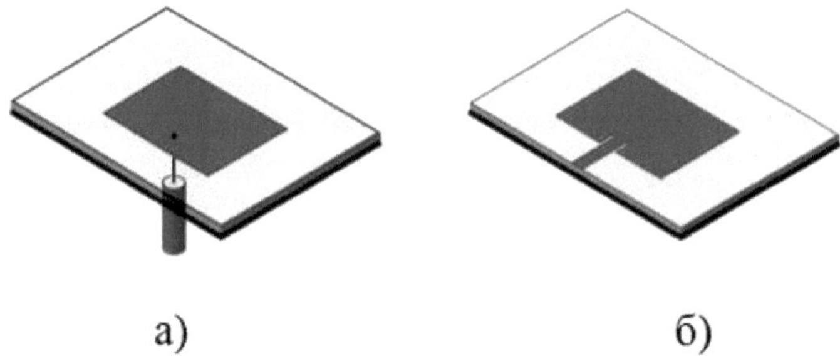

Figura 2.12 - Tipos de alimentação da antena: a) Sonda coaxial; b) Linha microfita

As vantagens e desvantagens destes métodos são apresentadas no (Quadro 2.2) [35]:

Tabela 2.2 - Vantagens e desvantagens dos métodos de alimentação eléctrica

	Vantagens.	Desvantagens.
Sonda coaxial	- fácil de apanhar - baixo nível de radiação parasita	- indutância elevada para substratos espessos - é necessário soldar
Linha de microfitas	- fácil de fabricar - fácil de apanhar, controlando a posição da inserção	radiação dispersa

A impedância de entrada da antena patch pode ser calculada através da fórmula (2.6):

$$R_{in} = \frac{1}{2(G_1 \pm G_{12})} \qquad (2.6)$$

em que, G_{12} - é a condutividade mútua, G_1 - é a condutividade de uma ranhura.

A impedância de entrada da antena patch será diferente da impedância de 50 ohm desejada. $_0$Para corrigir isso, calcule a distância até o ponto de conexão da linha microstrip x a partir da fórmula (2.7):

$$R_{in} = \frac{1}{2(G_1 \pm G_{12})} \left(\cos\left(\frac{\pi}{L_p} x_0\right)\right)^2 \qquad (2.7)$$

A conceção geral do elemento radiante de uma antena de microfita com uma linha de alimentação de microfita é apresentada na (Fig. 2.13) [36]:

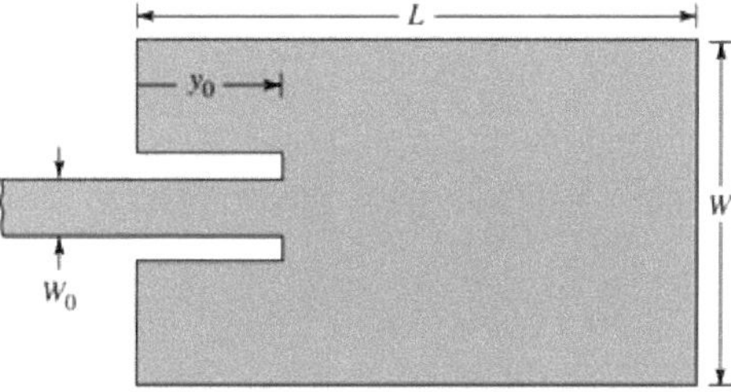

Figura 2.13 - Elemento radiante de uma antena de microfita com uma linha de alimentação de microfita

Conclusões da secção II

Neste capítulo, analisámos os métodos não invasivos de medição da glicose, incluindo a espetroscopia de infravermelhos próximos e médios, a polarimetria e a espetroscopia Raman.

Foi apresentada uma visão geral das antenas de microfita que podem ser utilizadas para a medição não invasiva da glucose no sangue. Isto deve-se ao facto de a constante dieléctrica do sangue depender do seu nível de glucose. Por conseguinte, podemos detetar alterações na frequência de ressonância da antena colocando o dedo no seu elemento radiante.

SECÇÃO III

DESENVOLVIMENTO DE UM MODELO ÚTIL DE UM DISPOSITIVO DE MEDIÇÃO DA GLUCOSE NO SANGUE COM UMA ANTENA DE RETALHO INTEGRADA

3.1 Esquema de funcionamento do aparelho

O esquema proposto utiliza duas antenas rectangulares de microfita. Uma delas serve como antena de transmissão (Fonte) e a outra como antena de receção (Sensor). Um dedo humano é colocado entre estas duas antenas. Um sinal com uma frequência de ressonância de 2 GHz é transmitido da antena Fonte através do dedo e finalmente recebido pela antena Sensor. A Figura 3.1 ilustra a conceção teórica deste sistema:

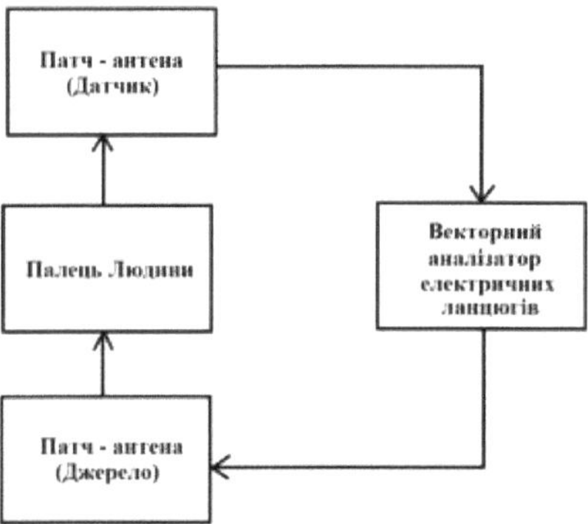

Figura 3.1 - Esquema de funcionamento do dispositivo

Um par de antenas de microfita foi ligado ao analisador de rede vetorial (*VNA*) *MS2037C* utilizando um cabo coaxial *RG 8 TZC 500 32*. Os cabos coaxiais foram ligados às antenas através de conectores *SMA (fêmea)*. O *VNA* foi escolhido para registar os dados de *perda de retorno* - o módulo do parâmetro *S11 (coeficiente de reflexão)*. Este compara o sinal de saída do analisador com o sinal transmitido através do dispositivo de teste ou com o sinal refletido a partir da sua entrada [40].

3.2 Modelação do fantoma do dedo

O Ansys HFSS é um software concebido para modelação *3D* electromagnética, conceção e simulação de produtos electrónicos de alta frequência. Com este software, os projectistas podem simular o comportamento eletromagnético das estruturas de antenas para avaliar com precisão os potenciais cenários da vida real [41].

Para que a frequência de ressonância da antena seja influenciada pelas propriedades dieléctricas do sangue, é necessária uma profundidade de penetração significativa. A profundidade de penetração, por sua vez, depende da frequência de funcionamento e da forma do elemento radiante. Em regra, devido à condutividade inerente aos tecidos biológicos, as frequências mais baixas conseguem uma maior penetração nos tecidos do que as mais altas [42]. A estrutura simplificada de um dedo humano, que consiste numa camada de pele, tecido subcutâneo, sangue, osso e placa ungueal, é apresentada na (Fig. 3.2):

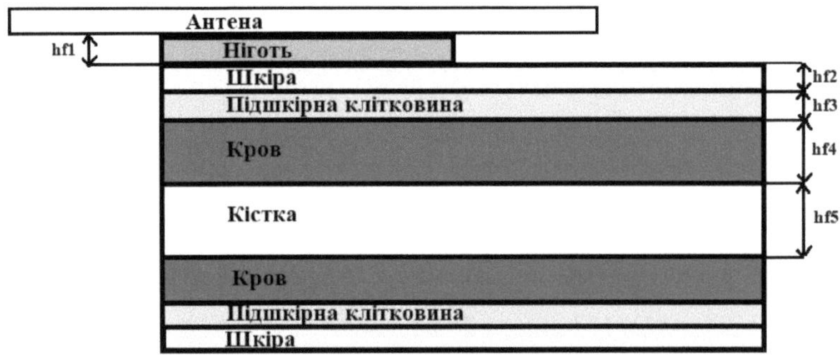

Figura 3.2 - Estrutura geral do dedo humano

As profundidades de penetração no sangue e na pele são apresentadas na (Figura 3.3). Pode ver-se que, a 2 GHz, é atingida uma profundidade mínima de 1,5 mm para o sangue. Assim, a antena deve ter uma frequência de ressonância até 2 GHz [43].

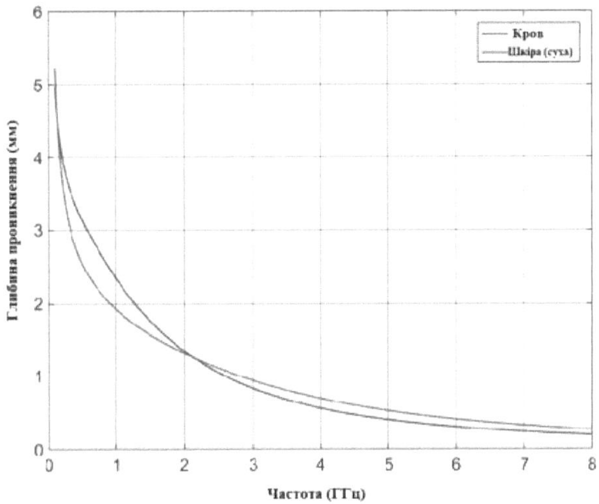

Figura 3.3 - Profundidade de penetração no sangue e na pele

A constante dieléctrica do sangue pode ser calculada utilizando o modelo de Cole-Cole. Uma vez que a constante dieléctrica do sangue depende da concentração de glucose, apenas as camadas de sangue na (Figura 3.2) são modeladas como materiais Cole-Cole. As restantes camadas da (Figura 3.2) são definidas como um material dielétrico homogéneo e têm uma permissividade fixa.

O modelo do dedo humano é constituído por camadas de pele, gordura, osso, sangue e unhas. O tamanho do modelo é de 20 mm × 15 mm × 10,5 mm. A camada ungueal *hf1* (*hf - dedo humano) é mais curta do que as* outras - 13 mm.

A espessura, a constante dieléctrica e a tangente de perda dieléctrica das diferentes camadas do modelo de dedo para 2 GHz são dadas na (Tabela 2.1) [44,45,46,47]:

Tabela 3.1 - Camadas do modelo do dedo humano e respectiva

espessura

Camadas do modelo do dedo	Espessura (mm)	Constante dieléctrica	Tangente de perda dieléctrica	Frequên cia (GHz)
hf1	0.4	3	0.25	2
hf2	1	38.53	0.3	
hf3	0.5	5.32	0.19	
hf4	1.5	Modelo Cole-Cole	0.27	
hf5	4.1	20.86	0.14	

A alteração da constante dieléctrica do fantoma do dedo para diferentes valores de concentração de glucose de 72 a 600 mg/dl é apresentada na (Tabela 3.2) [48]:

Tabela 3.2 - Constante dieléctrica do sangue em diferentes níveis de

glucose

Concentração de glucose no sangue (mg/dl)	Constante dieléctrica do sangue para 2 GHz
72	70.02
216	69.98
330	69.96
600	69.88

A Figura 3.4 mostra o modelo final de um dedo humano fantasma:

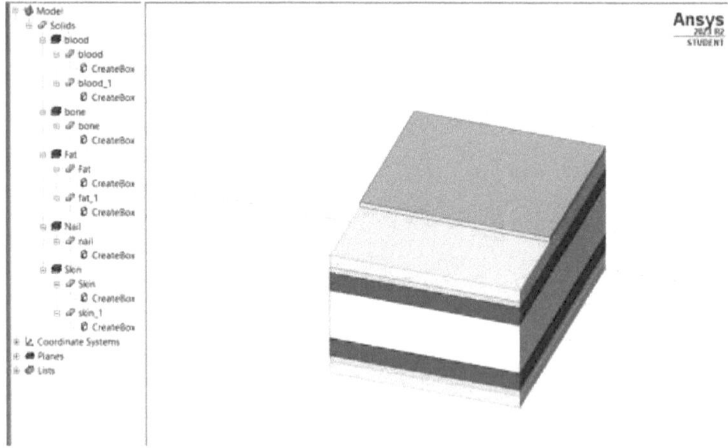

Figura 3.4 - Modelo de fantoma de dedo criado no ambiente do software

Ansys HFSS

No ambiente do software *ANSYS HFSS, é* possível especificar uma mudança linear e exponencial numa determinada caraterística do material com um início, um fim e um passo claramente definidos. Para simular a variação da glicose no material do sangue, a sua *permissividade relativa* foi definida como o parâmetro "$esp" (Fig. 3.5). Devido às peculiaridades do programa, não foi possível nomear este parâmetro com qualquer outro nome.

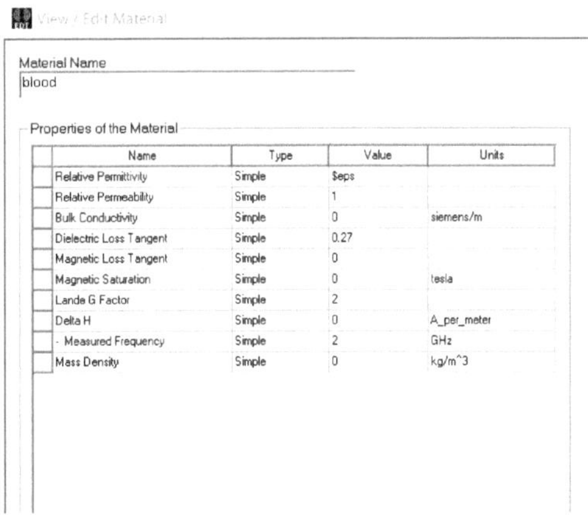

Name	Type	Value	Units
Relative Permittivity	Simple	$esp	
Relative Permeability	Simple	1	
Bulk Conductivity	Simple	0	siemens/m
Dielectric Loss Tangent	Simple	0.27	
Magnetic Loss Tangent	Simple	0	
Magnetic Saturation	Simple	0	tesla
Lande G Factor	Simple	2	
Delta H	Simple	0	A_per_meter
- Measured Frequency	Simple	2	GHz
Mass Density	Simple	0	kg/m^3

Figura 3.5 - Parâmetro da constante dieléctrica criado no ambiente do software *Ansys HFSS*

A Figura 3.6 mostra como a constante dieléctrica do material "sangue" foi variada para analisar as alterações da glicose.

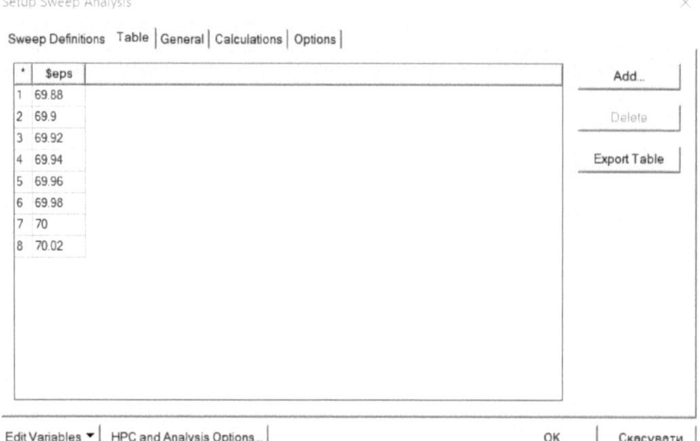

Figura 3.6 - Variação da constante dieléctrica no material "sangue", criada no ambiente do software *Ansys HFSS*

3.3 Conceção de uma antena retangular de microfita

O desenho da antena é apresentado na (Fig. 3.7):

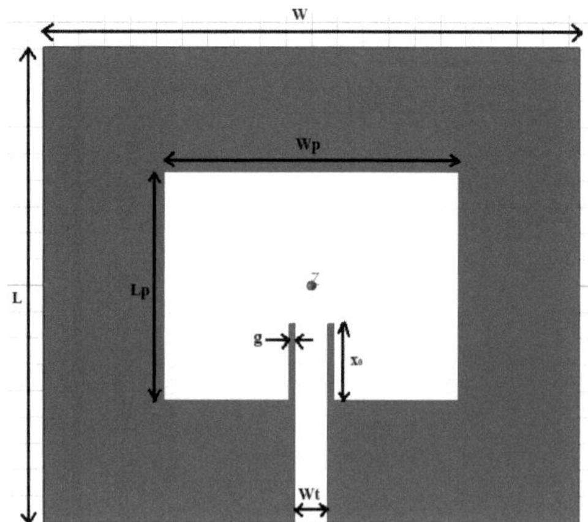

Figura 3.7 - Projeto de antena microstrip criada no ambiente do software *Ansys HFSS*

Os parâmetros calculados da antena são apresentados na (Tabela 3.3):

Tabela 3.3 - Parâmetros calculados da antena

Parâmetro.	Significado.
W	82.5
L	72.3
W_p	45.6
L_p	35
g	0.83
x_0	11.8
W_t	2.5

Para construir o modelo da antena, foram efectuados os seguintes passos:

1. 1. declarar uma constante

A Figura 3.8 mostra as variáveis que foram declaradas como constantes. Graças a este facto, foi possível utilizá-las para definir os parâmetros e a localização das partes da antena sem ter de reescrever os valores.

Name	Value	Unit	Evaluated V...	Type
cThick	0.0348	mm	0.0348mm	Design
L	72.3	mm	72.3mm	Design
W	82.5	mm	82.5mm	Design
cThickF...	1.57	mm	1.57mm	Design
Wp	45.6	mm	45.6mm	Design
Lp	35	mm	35mm	Design
x0	11.8	mm	11.8mm	Design
Wt	2.5	mm	2.5mm	Design
g	0.83	mm	0.83mm	Design
random...	40	mm	40mm	Design

Variables | HFSS

Figura 3.8 - Declaração dos parâmetros da antena como constantes criadas no ambiente do software *Ansys HFSS*

2. Criar um ecrã metálico

A blindagem metálica e o elemento radiante foram feitos de cobre com uma espessura de *cThick de* 0,0348 mm (Fig. 3.9):

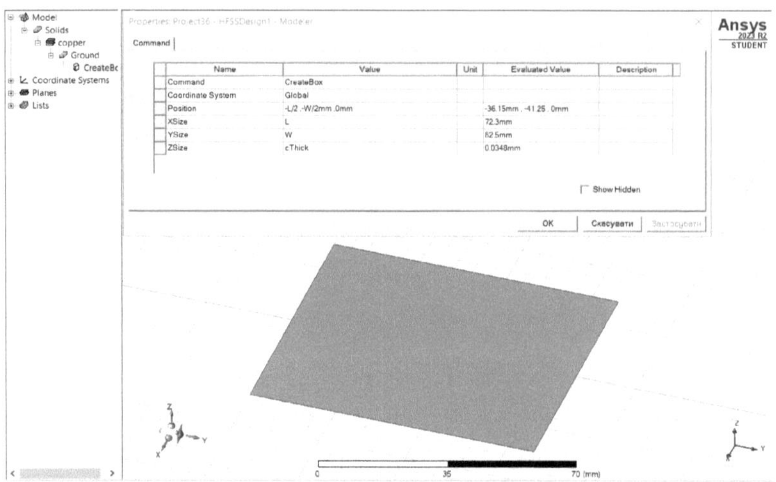

Figura 3.9 - Blindagem metálica criada no ambiente do software

Ansys HFSS

3. Criar um substrato dielétrico

O substrato dielétrico tem os mesmos parâmetros de conceção que o ecrã metálico, exceto a espessura do *cThickFR4* - 1,57 mm (Fig. 3.10):

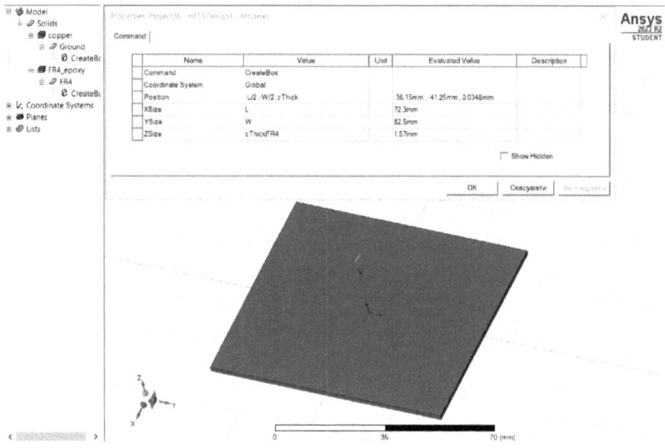

Figura 3.10 - Substrato dielétrico criado no ambiente de software

Ansys HFSS

4. Criar um elemento radiante

Um elemento radiante com uma configuração retangular é apresentado na (Fig. 3.11).

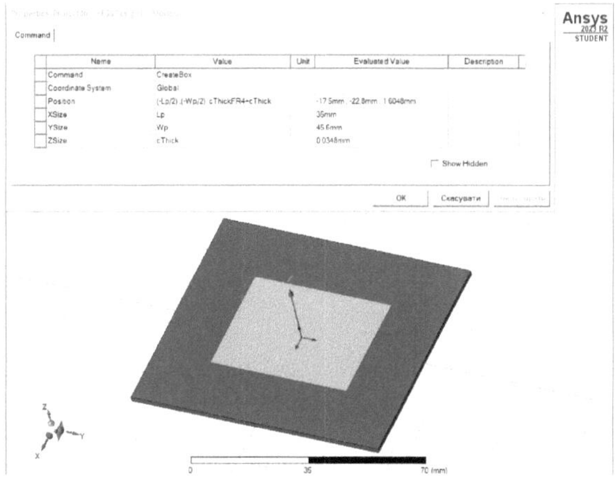

Figura 3.11 - Elemento radiante com configuração retangular criado no ambiente de software *Ansys HFSS*

5. Criar uma linha microstrip

Esta antena será alimentada por uma linha microstrip. Para uma ligação correcta, é necessário construir primeiro um retângulo - a parte que será "removida" do elemento radiante e que é o local onde a fonte de alimentação será ligada. Esta lista de acções é apresentada na (Fig. 3.12) e (Fig. 3.13):

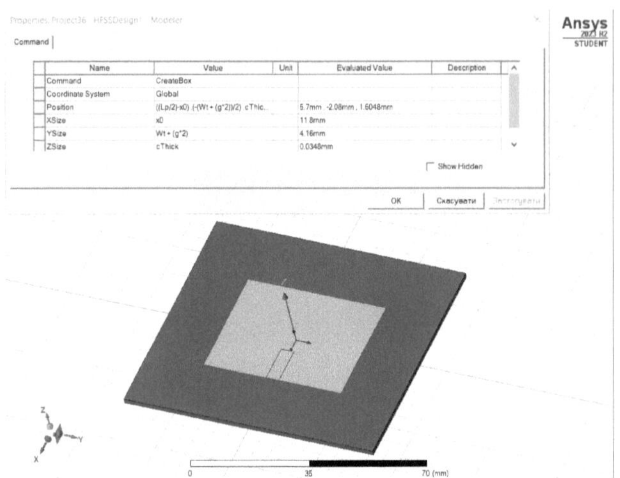

Figura 3.12 - Retângulo no local da fonte de alimentação criado no ambiente de software *Ansys HFSS*

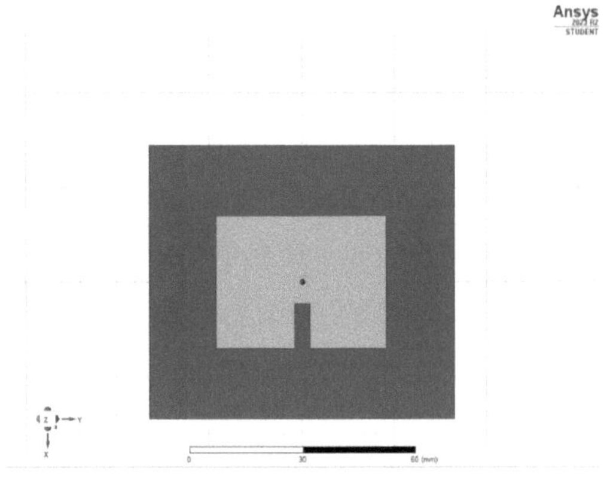

Figura 3.13 - Ponto de ligação de energia criado no ambiente do software *Ansys HFSS*

O passo seguinte é criar uma linha microstrip. Como as formas serão fundidas, o parâmetro *randomhight* pode ser qualquer distância, desde que seja maior que 30,45 mm e menor que 53,65 mm (Figura 3.14). O resultado final é apresentado na (Fig. 3.14) e na (Fig. 3.15):

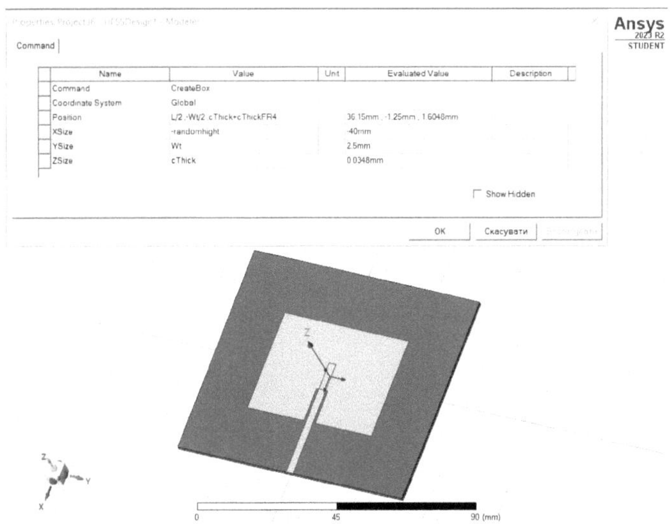

Figura 3.14 - Linha de microfita criada no ambiente do software

Ansys HFSS

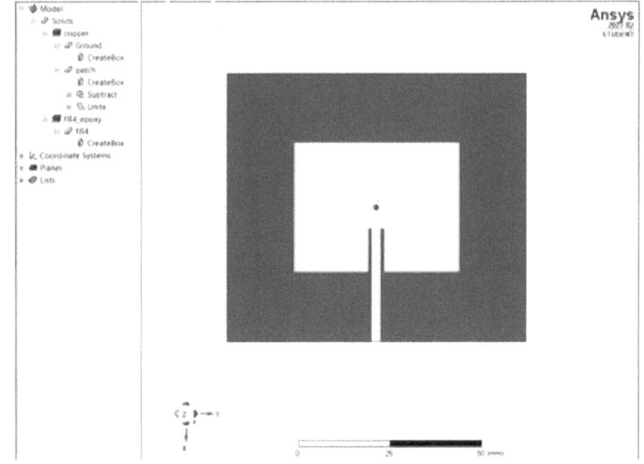

Figura 3.15 - Resultado final criado no ambiente do software *Ansys*

HFSS

5. Criar um porto agrupado

O Lumped Port é uma fonte de sinal eletromagnético que é criada apenas para alimentar uma linha de microfita. Este processo é mostrado na (Figura 3.16) e (Figura 3.17):

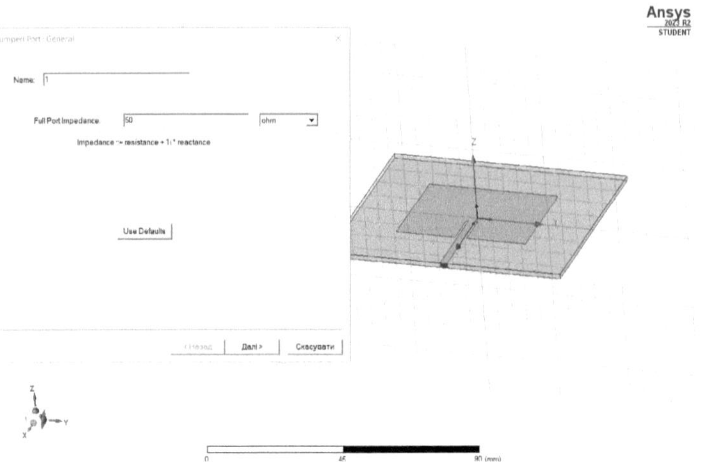

Figura 3.16 - Criação de uma fonte de sinal eletromagnético no ambiente do software *Ansys HFSS*

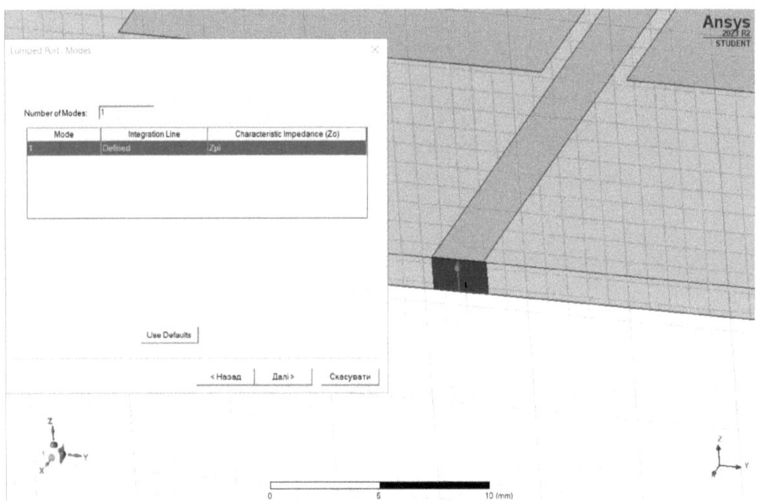

Figura 3.17 - Configurações de *portas agrupadas* criadas no ambiente do software *Ansys HFSS*

6. Criar uma zona de radiação

Para simular a radiação da antena patch e calcular as suas características, é necessário criar uma *região aberta* na (Figura 3.18):

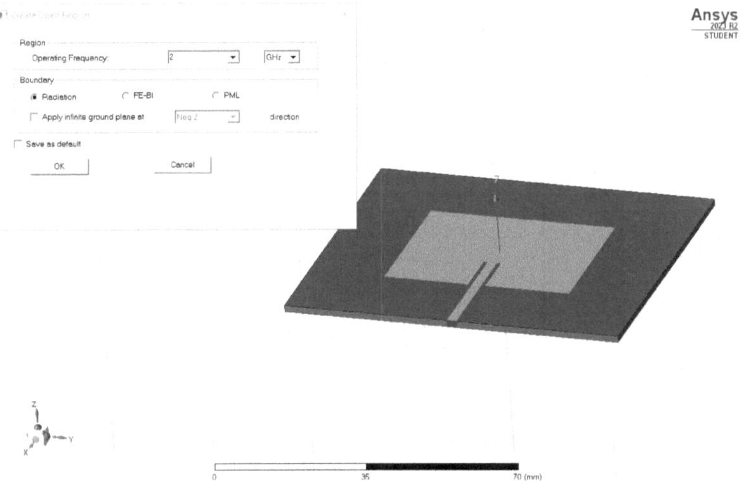

Figura 3.18 - Padrão de radiação da antena criado no ambiente do software *Ansys HFSS*

Este é o passo final na criação de uma antena de remendo.

3.4 Resultados da modelação

Para investigar o efeito de diferentes concentrações de glucose no fantoma do dedo (72, 216, 330 e 600 **mg/dl**) no desempenho da antena, foi efectuada uma simulação.

Os parâmetros de modelação são apresentados no **quadro 3.4**:

Tabela 3.4 - Parâmetros de modelação e respectivos valores

Parâmetros de modelação	Significado.

Unidades de medida	Os parâmetros da antena de remendo e do modelo de dedo fantasma são concebidos em mm. A gama de frequências da antena é definida em GHz
Gama de frequências	1 - 3 GHz
Frequência ressonante da antena	2 GHz
Fonte.	Porto agrupado

A configuração da simulação para a frequência de ressonância de 2 GHz é apresentada na (Fig. 3.19):

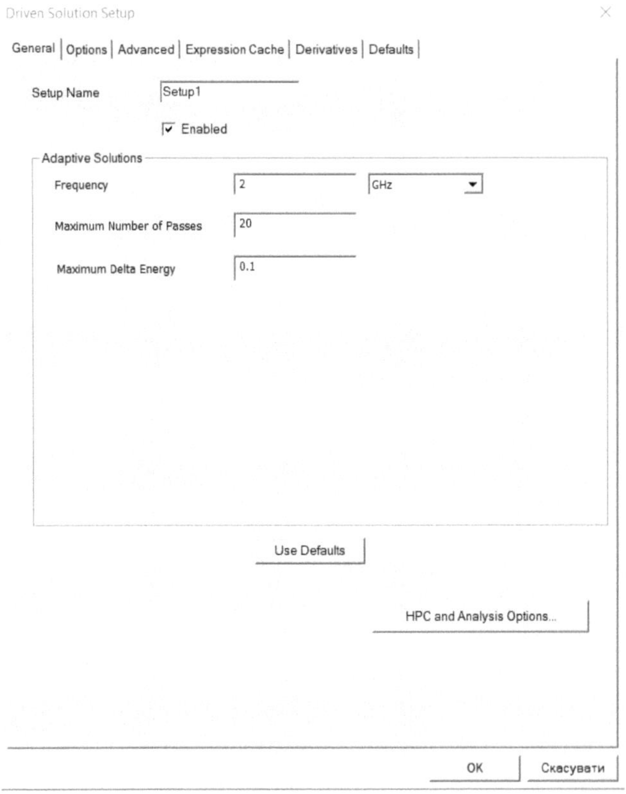

Figura 3.19 - Configuração da simulação criada no ambiente do software *Ansys HFSS*

3.4.1 Resultados da modelação da antena patch

O ganho de uma antena é uma medida da sua capacidade de irradiar a potência transmitida pelo transmissor na direção do alvo. É normalmente expresso em decibéis *(dBi)* e é um valor logarítmico (3.1):

$$G \;=\; 10 \,\cdot\, \log_{10}\left(\frac{E}{E_i}\right) \tag{3.1}$$

em que, *E é* a intensidade de campo da antena num determinado ponto, E_i - é a intensidade de campo de uma antena isotrópica no mesmo ponto.

O ganho da antena (unidade *dB)* com uma frequência de ressonância de 2 GHz é apresentado na (Fig. 3.20):

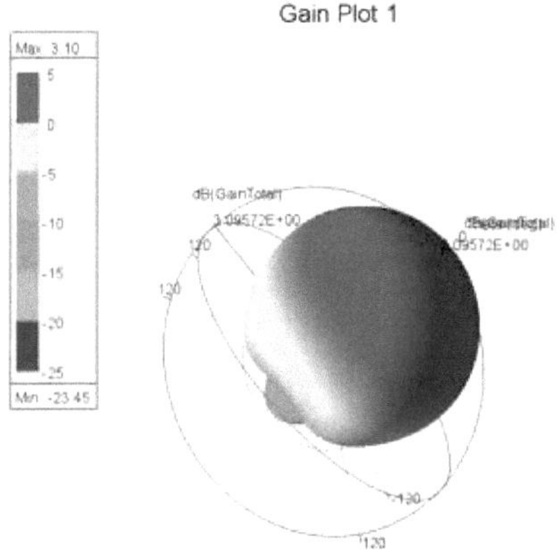

Figura 3.20 - Ganho da antena

O plano E mostra a direção da radiação máxima. O *plano H* contém o vetor do campo magnético. A figura 3.21 mostra os padrões de radiação modelados nos *planos E* e *H* a 2 GHz.

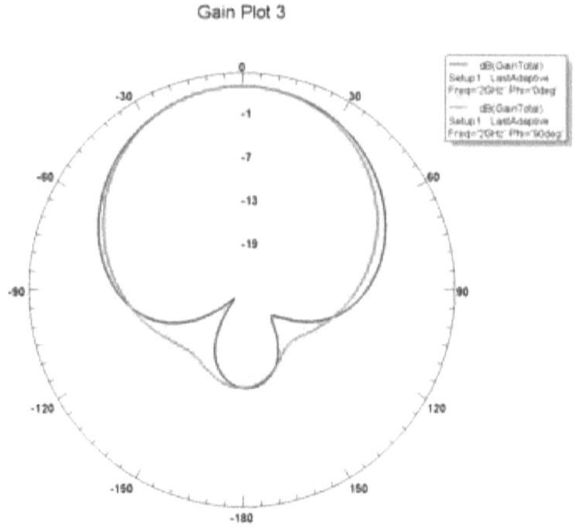

Figura 3.21 - Diagramas de padrões de antena

Os padrões de radiação obtidos na (Fig. 3.21) mostram que a antena está orientada num ângulo de 0 graus no plano E e no *plano H*.

O parâmetro S da antena com uma frequência de ressonância de 2 GHz é apresentado na (Fig. 3.22):

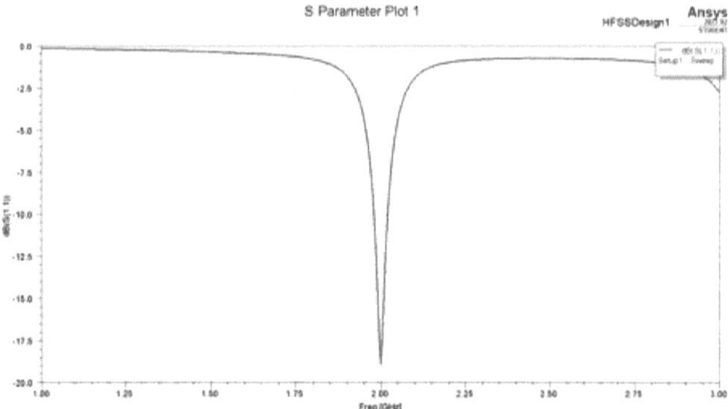

Figura 3.22 - *Parâmetro S da* antena

3.4.2 Resultados da simulação da antena de remendo e do modelo de dedo fantasma

O sensor foi colocado perto do modelo do dedo para maximizar a interação do campo próximo com os materiais biológicos (Fig. 3.33):

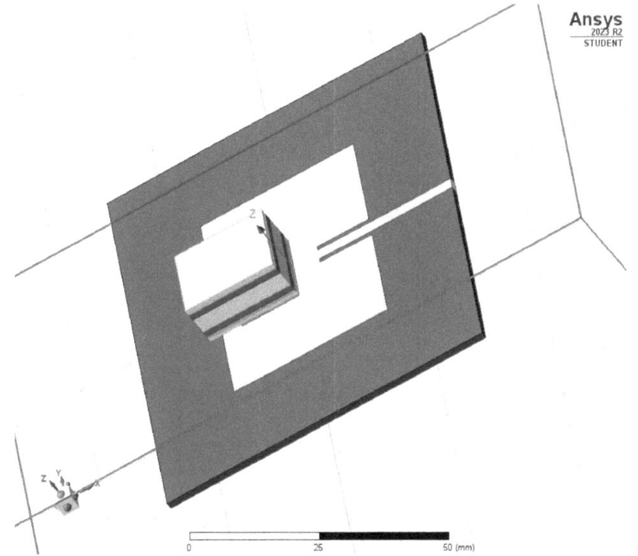

Figura 3.33 - Localização do modelo do fantoma do dedo em relação à antena criada no ambiente do software *Ansys HFSS*

A Figura 3.34 apresenta uma comparação da *perda de retorno* para diferentes concentrações de glucose. Pode ver-se que os gráficos não são facilmente distinguíveis. Isto deve-se a pequenas alterações na constante dieléctrica. Ao fazer zoom numa pequena região a 2 GHz, pode ver-se que o sinal refletido mais proeminente é observado para o modelo do dedo a ε_r = 70,02 (72 mg/dl) no sangue. À medida que a concentração de glucose aumenta, a constante dieléctrica do sangue e a *perda de retorno* diminuem. Os restantes valores diferem apenas em milésimos. Assim, os valores para as concentrações de 72, 216, 330 e 600 mg/dl são -6,8195, -6,8176, -6,8175 e -6,8171 dB, respetivamente.

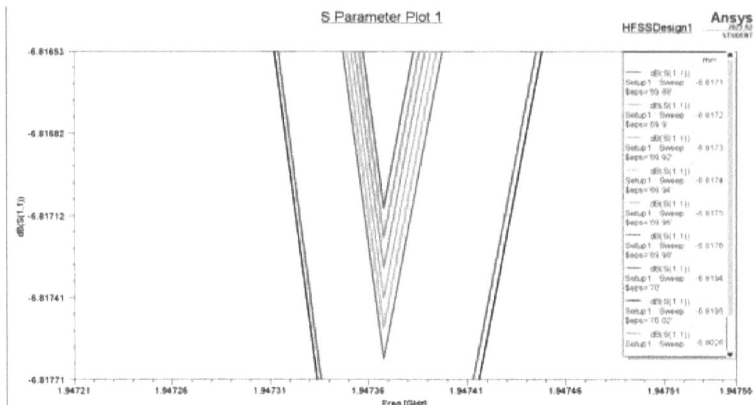

Figura 3.34 - Comparação da *perda de retorno* para diferentes concentrações de glicose criadas no ambiente do software *Ansys HFSS*

Conclusões da secção III

Nesta secção, analisamos o efeito de diferentes concentrações de glicose no fantoma do dedo no funcionamento de uma antena retangular de microfita. Utilizando o software *Ansys HFSS* para modelar o comportamento eletromagnético de estruturas de antenas, verificou-se que um aumento da concentração de glicose no sangue humano leva a uma diminuição da constante dieléctrica dos tecidos, o que, por sua vez, afecta os parâmetros da antena.

Os resultados da modelação mostraram que, com diferentes concentrações de glucose no sangue, há ligeiras alterações na *perda de retorno da* antena a 2 GHz. O sinal mais percetível é observado com uma concentração de glicose de 72 mg/dl, o que corresponde à constante dieléctrica do sangue de 70,02.

SECÇÃO IV
PROTECÇÃO DO TRABALHO
4.1 Características de um medidor de glicemia
4.1.1 Características dos componentes do dispositivo

As principais características técnicas dos componentes do dispositivo são apresentadas no (Quadro 4.1) [49]:

Quadro 4.1 - Características técnicas dos componentes do dispositivo de medição do nível de glucose no sangue humano

№	Nome	Especificações técnicas	Quantidade
1	Antena de patch	Frequência ressonante: 2 GHz Ganho: 3,10 dBi Dimensões da antena: 72,3 x 82,5 x 1,6 mm Gama de frequências de funcionamento: 1-3 GHz Impedância de entrada: 50 ohms Material do substrato dielétrico: *FR4* Material do elemento de radiação: cobre Perda de retorno: 19 *dB*	2
2	*MS2037C* analisador vetorial de circuitos eléctricos	Gama de frequências de funcionamento: 5 kHz - 15 GHz Análise do espetro: 9 kHz - 15 GHz Medidor de potência RF: 10 MHz - 18 GHz Peso: 4,8 kg Temperatura de funcionamento: -10°C a +55°C	1
3	Cabo coaxial *RG 8 TZC 500 32*	Diâmetro exterior: 10,16 mm Dielétrico: espuma de polietileno Diâmetro do dielétrico: 7,25 mm Ecrã: folha de alumínio (Al) Material do núcleo central: alumínio revestido a cobre Temperatura de funcionamento: -40°C a +80°C	2
4	Conector *SMA* (*fêmea*)	Material: cobre Impedância: 50 ohms	2

		Frequência máxima: 6 GHz Temperatura de funcionamento: -40°C a +85°C	

4.1.2 Componentes de um dispositivo de medição do nível de glucose no sangue humano

O diagrama funcional do dispositivo é apresentado na (Fig. 4.1):

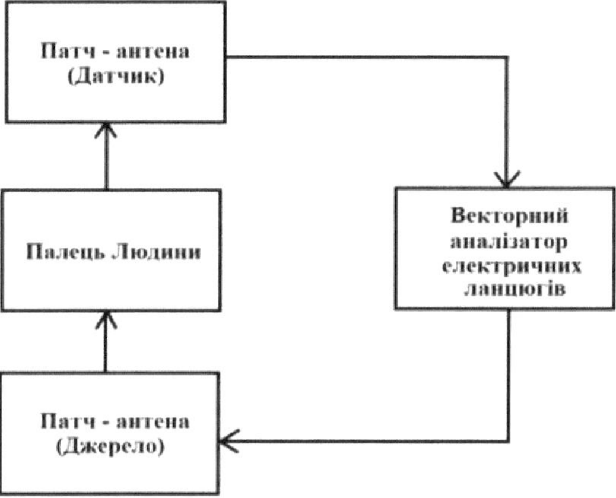

Figura 4.1 - Esquema de funcionamento do dispositivo

Uma antena serve como antena de transmissão (Fonte) e a outra como antena de receção (Sensor). Um dedo humano é colocado entre estas duas antenas. As antenas (com conetor *SMA) são* ligadas ao analisador de circuitos vectoriais com cabos coaxiais para registar os dados de perda de retorno.

4.1.3 A natureza da interação do objeto no sistema homem-objeto

Os meios de obtenção de informações sobre o funcionamento da antena de patch são apresentados na (Tabela 4.2):

Tabela 4.2 - Interação de objectos no sistema homem-objeto

№	Nome do componente do dispositivo	Tipo de ecrã de informação	Quantidade
1	Ecrã do analisador vetorial de circuitos MS2037C	Informações sobre a interação entre a antena e o dedo humano, o funcionamento do analisador	1

4.2 Avaliação dos riscos potenciais decorrentes da conceção do dispositivo a conceber e medidas para os eliminar

4.2.1 Risco de choque elétrico

A origem, as causas e as consequências dos riscos de choque elétrico são apresentadas no (Quadro 4.3):

Tabela 4.3 - Perigos da eletricidade

№	Nome do componente do dispositivo	Fonte de perigo	Causas de perigo	Consequências do perigo
1	*MS2037C* analisador vetorial de circuitos eléctricos	Alimentação eléctrica do analisador	Utilização ou manutenção incorrecta do equipamento. Danos nos componentes internos devido a sobretensão	Queimaduras no corpo, perda de consciência, contracções musculares graves, convulsões
2	Cabo coaxial *RG 8 TZC 500 32*	A corrente eléctrica que flui através de um cabo.	Danos no isolamento. Desgaste do cabo ao longo do tempo	

		Eletricidade estática	Os cabos coaxiais acumulam frequentemente eletricidade estática. Se permitir que ocorra uma descarga como resultado de uma ligação direta ao *MS2037C* sem primeiro descarregar a eletricidade estática, o *MS2037C* pode ficar danificado.	
3	Conector *SMA* (*fêmea*)	Corrente eléctrica	Ligação ou desconexão incorrecta sob tensão. Danos nos conectores devido a impacto mecânico ou desgaste.	

Os valores reais e padrão do fator de risco de choque elétrico são apresentados no Quadro 4.4:

Tabela 4.4 - Riscos reais e regulamentares

№	Fator de perigo	Valor real	Valores normativos
1	Corrente contínua	O analisador MS2037C funciona com uma fonte de 12 V DC, até 0,5 A. São utilizados adaptadores AC-DC (código Anritsu: *40-168-R, 806-141-R)*	Limiar de corrente detetável: 5,0 - 7,0 mA

As medidas para prevenir o risco de choque elétrico em seres humanos são apresentadas no (Quadro 4.5):

Quadro 4.5 - Medidas de prevenção do risco de choque elétrico em pessoas

Grupo de medidas de nomenclatura para o PO	Tipo de evento	Critérios de seleção
Medidas tecnológicas	Quando utilizar o adaptador Anritsu: *806-141-R, certifique-se de que a* fonte de alimentação é de pelo menos 60 W a 12 *VDC*	Se a fonte de alimentação não for capaz de fornecer a potência necessária (60 W), isso pode resultar num

		funcionamento instável do dispositivo
	Certificar-se de que os conectores estão isentos de sujidade	Isto ajuda a garantir o contacto elétrico
	Descarregue qualquer eletricidade estática antes de ligar os cabos coaxiais ao *MS2037C*.	A ligação de cabos coaxiais sem descarregar previamente a carga estática pode dar origem a descargas eléctricas perigosas, o que é potencialmente perigoso tanto para o equipamento como para o utilizador
Medidas operacionais	Cumprir todas as regras e regulamentos de funcionamento. Verificar as ligações dos cabos antes da utilização. Verificar os cabos quanto a danos mecânicos antes da utilização	Reduzir o risco de choque elétrico nas pessoas
Medidas organizacionais	Realização de trabalhos explicativos sobre o funcionamento do dispositivo. Os utilizadores do aparelho devem seguir os procedimentos descritos nas normas *JEDEC-625 (EIA-625), MIL-HDBK-263*.	As instruções e explicações ajudam a evitar uma utilização incorrecta do aparelho, que pode provocar lesões corporais.

4.2.2 Risco de incêndio

A origem, as causas e as consequências do risco de incêndio são apresentadas no Quadro 4.6:

Tabela 4.6 - Risco de incêndio

№	Nome do componente do dispositivo	Fonte de perigo	Causas de perigo	Consequências do perigo
1	*MS2037C* analisador vetorial de circuitos eléctricos	Corrente de fuga	Ligação incorrecta à terra do analisador vetorial	Destruição de equipamento. O incêndio pode provocar a perda de vidas
2	Cabo coaxial *RG 8 TZC 500 32*	Corrente eléctrica que passa pelo cabo	Sobreaquecimento dos cabos coaxiais	

Os valores reais e padrão do fator de risco de incêndio são apresentados no Quadro 4.7:

Tabela 4.7 - Riscos reais e regulamentares

№	Fator de perigo	Valor real	Valores normativos
1	Temperatura do cabo coaxial *RG 8 TZC 500 32*	-40°C a +80°C	Para evitar danos no isolamento do cabo, a temperatura máxima permitida não deve exceder +80°C
2	Corrente que flui através de um cabo coaxial	< 10 A	A corrente máxima admissível para o cabo coaxial *RG 8 TZC 500 32 é de* até 10 A.

As medidas de prevenção dos riscos de incêndio são apresentadas no quadro 4.8:

Quadro 4.8 - Medidas de prevenção dos riscos de incêndio

Grupo de medidas de nomenclatura para o PO	Tipo de evento	Critérios de seleção
Medidas tecnológicas	Se a ficha do adaptador ficar quente, pare de utilizar o *MS2037C*	Uma ficha sobreaquecida pode provocar a ignição, resultando num incêndio.
	Quando utilizar um adaptador *AC-DC,* utilize sempre um cabo de alimentação com três fios que se ligue a uma tomada eléctrica com três pinos.	Se a alimentação for aplicada sem ligação à terra, existe o risco de sobreaquecimento dos componentes ou da cablagem, resultando num incêndio.

Continuação do quadro 4.8

Medidas operacionais	Cumprir todas as regras e regulamentos de funcionamento.	Minimizar o risco de incêndio
Medidas organizacionais	Realização de trabalhos de explicação sobre o funcionamento do dispositivo	As instruções e explicações ajudam a evitar uma utilização incorrecta do aparelho, que pode provocar ferimentos ou um incêndio.

4.2.2 Riscos de radiação

A fonte, as causas e as consequências dos riscos de radiação são apresentadas no Quadro 4.9:

Tabela 4.9 - Riscos de radiação

№	Nome do componente do dispositivo	Fonte de perigo	Causas de perigo	Consequências do perigo
1	Antena de patch	Radiação electromagnética de alta frequência	Funcionamento da antena a altas frequências. Definições de radiação incorrectas. Conceção incorrecta da antena	A exposição prolongada pode ter consequências graves, como o aquecimento de tecidos biológicos.

Os valores reais e padrão do fator de risco de radiação são apresentados no Quadro 4.10:

Tabela 4.10 - Riscos reais e regulamentares

№	Fator de perigo	Valor real	Valores normativos
1	Frequência da radiação electromagnética da antena de retalho	2 GHz	10 MHz -300 GHz (depende do tempo de exposição e da carga máxima de energia admissível)

As medidas de prevenção dos riscos de radiação são apresentadas no quadro 4.11:

Quadro 4.11 - Medidas de prevenção dos riscos de radiação

Grupo de medidas de nomenclatura para o PO	Tipo de evento	Critérios de seleção
Medidas tecnológicas	A antena deve ser concebida de forma a ter uma radiação	As antenas direccionais emitem ondas

	direcional. O projeto da antena de remendo cumpre este requisito	electromagnéticas numa única direção, minimizando assim o impacto da radiação fora da área requerida
Medidas operacionais	Limitação do tempo de funcionamento à potência máxima	Reduzir a exposição global do pessoal às radiações
Medidas organizacionais	Realização de trabalhos de explicação sobre o funcionamento do dispositivo	As instruções e explicações ajudam a evitar uma utilização incorrecta do aparelho, que pode provocar lesões corporais.

4.3 Desenvolvimento das "Instruções de segurança para o funcionamento do dispositivo de medição não invasiva da glucose no sangue humano"

1. Executar todas as medidas tecnológicas, operacionais e organizacionais descritas na presente secção.

2. Limpe o Analisador de Circuitos Vectoriais *MS2037C com um* pano macio, que não largue pêlos, humedecido com água.

3. Limpe os conectores e os contactos centrais com um cotonete embebido em álcool desnaturado.

4. Inspecionar cuidadosamente os cabos coaxiais. Não devem apresentar roturas ou rasgões, nem estar deformados ou esticados.

5. Para evitar a desconexão acidental dos cabos coaxiais durante as medições, certifique-se de que estão corretamente ligados e fixados.

6. O aparelho deve ser guardado num local seguro e à temperatura ambiente correcta.

7. Em caso de incêndio, desligue a alimentação eléctrica e contacte os bombeiros para obter assistência.

Conclusão da secção IV

Nesta secção, considerámos o diagrama funcional de um dispositivo para medir o nível de glicose no sangue humano. Este dispositivo pode ser dividido em 4 componentes: antena patch, analisador vetorial de circuitos *MS2037C,* cabo coaxial *RG 8 TZC 500 32* e conetor *SMA (fêmea).*

Os perigos foram analisados e foram fornecidas regras gerais para evitar ou reduzir o impacto desses perigos no utilizador. Os principais perigos que podem surgir são o risco de choque elétrico, o risco de incêndio e o risco de radiação. Foram igualmente elaboradas instruções para a utilização deste aparelho.

CONCLUSÕES

Como resultado da pesquisa bibliográfica, foram identificados os principais tipos de glicosímetros e a sua classificação, foi investigado o método de medição não invasiva da glicose através de dispositivos de antena e foram analisados os componentes da antena de remendo do futuro dispositivo.

Para calcular os parâmetros da antena patch, começámos por determinar a profundidade de penetração das ondas electromagnéticas com frequências a partir de 1 GHz. Com a diminuição da freqüência de ressonância, os parâmetros da antena aumentam, o que é uma caraterística indesejável para manter o tamanho e a compactação do dispositivo. A escolha final foi uma frequência de 2 GHz, uma vez que é a frequência máxima para as ondas da antena passarem através do sangue para os dedos humanos.

Foi criado um modelo de dedo fantasma para testar a antena. O projeto teve em conta os parâmetros do sangue, da gordura, da pele, do osso e da unha para aproximar o mais possível o dedo humano médio real: constante dieléctrica (para acompanhar as alterações da glicose, este parâmetro é variável no sangue), tangente de perda dieléctrica e espessura média. Os resultados mostraram que a alteração do nível de glicose, que por sua vez afecta a constante dieléctrica, tem um impacto na frequência de ressonância da antena concebida e pode ser determinada.

LISTA DE REFERÊNCIAS

1. CORAÇÕES D. Diagnosis and management of type 2 diabetes mellitus. Copenhaga: Gabinete Regional da OMS para a Europa; 2023. Licença: CC BY-NC-SA 3.0 IGO

2. "Fundamentos de diagnóstico, tratamento e prevenção das principais doenças do sistema endócrino": um livro didático para alunos do 4º ano de faculdades de medicina na área de conhecimento 22 "Cuidados de saúde", especialidades 222 "Medicina", 228 "Pediatria" / S. M. Kiselev [et al: ZSMU, 2021. - 137 c

3. Mhatre, Pratik J., e Manjusha Joshi. "Conceção e verificação de um sistema não invasivo de monitorização contínua da glicose no sangue para Smartwatches". Progress In Electromagnetics Research M 116 (2023): 155-164. [Recurso eletrónico] - URL: https://www.semanticscholar.org/paper/Design-and-Verification-of-Noninvasive-Wearable-for-Mhatre-Joshi/508b790911b2fcca1e1bc0697a161ecb82b65b9e - (data da candidatura 21.04.2024) - Título do ecrã.

4. 1. Rak, S. O. "A epidemia não infecciosa de diabetes mellitus". Nursing 3: 42-44. [Recurso eletrónico] - Modo de acesso ao recurso: https://www.researchgate.net/publication/368080036_NEINFEKCIJNA_EPIDEMIA_CUKROVOGO_DIABETU - (acedido em 29.10.2023) - Título do ecrã

5. Shchehol, I. M. "Diabetes mellitus". SHEI "Universidade Médica do Estado de Ternopil com o nome de I. Gorbachevsky do Ministério da Saúde da Ucrânia (2019). doi: 10.11603/2411-1597.2019.1.9989

6. Karabut, L. V., e O. P. Matviychuk. "A diabetes mellitus como doença da civilização" (2023).

7. Doenças do aparelho das ilhotas do pâncreas [Recurso eletrónico] - Modo de acesso ao recurso: https://ipep.com.ua/napryamki-diagnostiki-ta-likuvannya/zahvoryuvannaya-ostrivkovogo-aparatu-pidshlunkovoyi-zalozi/gestaciyniy-diabet - (acedido em 29.05.2024) - Título do ecrã

8. Tronko, Mykola. "Diabetes mellitus tipo 1: etiologia, patogénese, clínica, diagnóstico e tratamento." (2021). [Recurso eletrónico] - Modo de acesso ao recurso: http://surl.li/udhlj - (acedido em 29.05.2024) - Título do ecrã

9. Tronko, M. D., et al. "Diabetes mellitus tipo 2: etiologia, patogénese, clínica, diagnóstico e tratamento." Practitioner 4 (2021): 35-44.

10. Abordagens actuais para o tratamento de pacientes com diabetes mellitus: um livro didático para estudantes, internos de medicina geral, endocrinologistas e médicos de clínica geral. Dedicado ao 80º aniversário do nascimento do Doutor em Ciências Médicas, Professor V.M. Khvorostinka / L.V. Zhuravleva. Zhuravleva, O. M. Kryvonosova - Kharkiv: KhNMU, 2019. 124 p.

11. Molodanova, L. V., O. E. Makarova, e O. E. Makarova. "Análise de sortimento e controle de qualidade na conduta de especialização em mercadorias de medidores de glicose" (2017).

12. Blum, Alyson. "Sistema de monitorização da glucose Freestyle libre". Clinical Diabetes 36.2 (2018): 203-204. [Recurso Eletrónico]: https://diabetesjournals.org/clinical/article/36/2/203/32874 (data da candidatura 29.05.2024) - Título do ecrã.

13. FreeStyle Libre [Recurso Eletrónico] - URL: https://www.freestyle.abbott/us-en/home.html (data da aplicação 29.05.2024) - Título do ecrã.

14. Guia Accu-Chek [Recurso eletrónico]:   https://www.accu-chek.com/support/products/guide (data da aplicação 29.05.2024) - Título a partir do ecrã.

15. Akku-Chek [Recurso eletrónico] - Modo de acesso ao recurso: https://accu-chek.com.ua/ (acedido em 29.05.2024) - Título do ecrã

16. Philis-Tsimikas, Athena, Anna Chang e Lupe Miller. "Precisão, precisão e aceitação pelo utilizador do sistema de monitorização da glucose no sangue OneTouch SelectSimple". Journal of diabetes science and technology 5.6 (2011): 1602-1609. [Recurso eletrónico]: https://www.ncbi.nlm.nih.gov/pmc/articles/PMC3262733/ (data da candidatura 29.05.2024) - Título do ecrã.

17. A melhor revisão do glucómetro de um toque: O que é, como funciona e como usá-lo? https://medbay.in/onetouch-select-plus-glucometer-review (data da candidatura 29.05.2024) - Título do ecrã.

18. Glucometer Longevita Smart [Recurso eletrónico] - Modo de acesso ao recurso: https://longevita.ua/ua/goods/glyukometr-longevita-smart-1764499.html (acedido em 29.05.2024) - Título do ecrã

19. Ahmadian, Nivad, Annamalai Manickavasagan e Amanat Ali. "Avaliação comparativa das técnicas de monitorização da glucose no sangue: uma revisão". Journal of Medical Engineering & Technology 47.2 (2023): 121-130. [Recurso Eletrónico]: http://surl.li/udhug (data da candidatura 29.05.2024) - Título do ecrã.

20. Di Filippo, Daria, et al. "Non-Invasive Glucose Sensing Technologies and Products: A Comprehensive Review for Researchers and Clinicians" [Uma revisão abrangente para investigadores e clínicos]. Sensores 23.22 (2023): 9130. [Recurso eletrónico]: https://www.mdpi.com/1424-8220/23/22/9130 (data da candidatura 29.05.2024) - Título do ecrã.

21. Melnychuk D.O. M 48 Métodos de investigação analítica. Métodos espectroscópicos de análise: fundamentos teóricos e métodos: um livro didático para a formação de estudantes de instituições de ensino superior / D.O. Melnychuk, S.D. Melnychuk, V.M. Voitsitskyi e outros:

editado pelo Académico D.O. Melnychuk - K.: CP "Komprint", 2016. 289 p.

22. Jain, Prateek, Ravi Maddila e Amit M. Joshi. "Um sistema preciso de medição não invasiva de glicose no sangue usando espetroscopia NIR e modelo de regressão de Huber." Optical and Quantum Electronics 51 (2019): 1-15. [URL:

https://www.researchgate.net/publication/330922992_A_precise_non-invasive_blood_glucose_measurement_system_using_NIR_spectroscopy_and_Huber's_regression_model - (data da aplicação 07.05.2023) - Título do ecrã.

23. Jain, Prateek, Amit M. Joshi e Saraju P. Mohanty. "iglu 1.0: Um glicosímetro não invasivo preciso baseado em espetroscopia de comprimentos de onda curtos duplos no infravermelho próximo para cuidados de saúde inteligentes." arXiv preprint arXiv:1911.04471 (2019). [Online]:

https://www.researchgate.net/publication/337208754_iGLU_10_An_Accurate_Non Invasive_Near-Infrared_Dual_Short_Wavelengths_Spectroscopy_based_Glucometer_for_Smart_Healthcare - (data da candidatura 07.05.2023) - Título a partir do ecrã.

24. O que é a espetroscopia Raman? https://www.horiba.com/int/scientific/technologies/raman-imaging-and-spectroscopy/raman-spectroscopy/ - (data da aplicação 07.05.2023) - Título do ecrã.

25. Li, Nan, et al. "Uma medição precisa e não invasiva dos níveis de glicose no sangue com espetroscopia Raman do sangue em microvasos". Molecules 24.8 (2019): 1500. [Recurso Eletrónico] - URL:

https://www.researchgate.net/publication/332479170_A_Noninvasive_Accurate_Measurement_of_Blood_Glucose_Levels_with_Raman_Spect roscopy_of_Blood_in_Microvessels - (data da aplicação 07.05.2023) - Título do ecrã.

26. Villena Gonzales, Wilbert, Ahmed Toaha Mobashsher e Amin Abbosh. "O progresso do monitoramento da glicose - Uma revisão de técnicas, dispositivos e sensores invasivos a minimamente e não invasivos." Sensores 19.4 (2019): 800. [URL:

https://www.researchgate.net/publication/331171140_The_Progress_of_Glucose_Monitoring-A_Review_of_Invasive_to_Minimally_and_Non-Invasive_Techniques_Devices_and_Sensors - (data da aplicação 07.05.2023) - Título do ecrã.

27. Davison, Nicholas B., et al. "Recent progress and perspectives on non-invasive glucose sensors." Diabetologia 3.1 (2022): 56-71. Disponível em: [Recurso eletrónico].

URL:
https://www.researchgate.net/publication/357788864_Recent_Progress_and_Perspectives_on_Non-Invasive_Glucose_Sensors - (data da aplicação 07.05.2023) - Título do ecrã.

28. Shokrekhodaei, Maryamsadat, e Stella Quinones. "Revisão das técnicas não invasivas de deteção de glicose: acetona ótica, eléctrica e respiratória." Sensores 20.5 (2020): 1251. [Recurso Eletrónico]: https://www.researchgate.net/publication/339492619_Review_of_Non-Invasive_Glucose_Sensing_Techniques_Optical_Electrical_and_Breath_Acetone - (data da candidatura 07.05.2023) - Título do ecrã.

29. Di Filippo, Daria, et al. "Non-Invasive Glucose Sensing Technologies and Products: A Comprehensive Review for Researchers and Clinicians" [Uma revisão abrangente para investigadores e clínicos]. Sensors 23.22 (2023): 9130. [Recurso eletrónico]: https://www.mdpi.com/1424-8220/23/22/9130 - (data da candidatura 07.05.2023) - Título do ecrã.

30. Alsunaidi, Bushra, et al. "A review of non-invasive optical systems for continuous blood glucose monitoring." Sensores 21.20 (2021): 6820. [Recurso eletrónico] - URL:

https://www.researchgate.net/publication/355245631_A_Review_of_Non-Invasive_Optical_Systems_for_Continuous_Blood_Glucose_Monitoring - (data da aplicação 07.05.2023) - Título do ecrã.

31. Wu, Juncen, et al. "A new generation of sensors for non-invasive blood glucose monitoring" [Uma nova geração de sensores para a monitorização não invasiva da glucose no sangue]. Revista americana de investigação translacional 15.6 (2023): 3825.

[Recurso eletrónico]:

https://www.ncbi.nlm.nih.gov/pmc/articles/PMC10331674/ - (data da aplicação 07.05.2023) - Título do ecrã.

32. Aldhaheri, Rabah W., et al. "A novel compact highly sensitive microwave antenna sensor non-invasive for blood glucose monitoring." Open Physics 21.1 (2023): 20230107. [Recurso eletrónico].

https://www.degruyter.com/document/doi/10.1515/phys-2023-0107/html (data da aplicação 04.05.2024) - Título do ecrã.

33. AL-Amoudi, Mohamed Abdulrahman. "Estudo, projeto e simulação para antena de patch de microfita". Revista Internacional de Ciência Aplicada e Revisão de Engenharia (IJASER) 2.2 (2021): 1-29. [Recurso eletrónico]. - http://surl.li/udhvs (data da candidatura 04.05.2024) - Título do ecrã.

34. Gupta, Dilip, Ashish Duvey e Shweta Agrawal. "Uma revisão: Microstrip Antenna" (2019). [Recurso eletrónico]. - https://www.irjet.net/archives/V6/i7/IRJET-V6I7144.pdf (data da candidatura 04.05.2024) - Título do ecrã.

35. Chen, Zhi Ning, et al. Handbook of antenna technologies. Springer Publishing Company, Incorporated, 2016. doi: 10.1007/978-981-4560-44-3

36. Balanis, Constantine A. Antenna theory: analysis and design. John wiley & sons, 2016. [Recurso eletrónico]. - https://ia800501.us.archive.org/30/items/AntennaTheoryAnalysisAndDesign3rdEd/Antenna%20Theory%20Analysis%20and%20Design%203rd%20ed.pdf (data da candidatura 04.05.2024) - Título do ecrã.

37. Rana, Md Sohel, et al. "A 2.45 GHz microstrip patch antenna design, simulation, and analysis for wireless applications." Boletim de Engenharia Eletrotécnica e Informática 12.4 (2023): 2173-2184. [Recurso eletrónico]. - https://www.researchgate.net/publication/379600261_A_review_of_245_GHz_microstrip_patch_antennas_for_wireless_applications (data da candidatura 04.05.2024) - Título do ecrã.

38. Bansal, Aakash, e Richa Gupta. "A review on microstrip patch antenna and feeding techniques." Revista Internacional de Tecnologia da Informação 12.1 (2020): 149-154. [Em russo]. https://www.researchgate.net/publication/323681936_A_review_on_microstrip_patch_antenna_and_feeding_techniques (data da aplicação 04.05.2024) - Título do ecrã.

39. Azizi, Mohamed Karim, et al. "Antena de remendo reconfigurável baseada em grafeno Terahertz". Progress In Electromagnetics Research Letters 71 (2017): 69-76. [em russo].

https://www.researchgate.net/publication/320622806_Terahertz_Graphene-Based_Reconfigurable_Patch_Antenna (data da aplicação 04.05.2024) - Título do ecrã.

40. Compreender os Princípios Fundamentais da Análise Vetorial de Redes [Recurso Eletrónico]: https://www.keysight.com/us/en/assets/7018-

06841/application-notes/5965-7707.pdf (data da candidatura 12.05.2024) - Título do ecrã.

41. Ansys HFSS [Recurso Eletrónico] - URL: https://www.ansys.com/products/electronics/ansys-hfss (data da aplicação 27.04.2024) - Título do ecrã.

42. Cebedio, Maria Celeste, et al. "Analysis and design of a microwave coplanar sensor for non-invasive blood glucose measurements." IEEE Sensors Journal 20.18 (2020): 10572-10581. [Recurso Eletrónico]: https://ieeexplore.ieee.org/document/9088994 (data da candidatura 21.04.2024) - Título do ecrã.

43. Turgul, Volkan, e Izzet Kale. "Sensibilidade dos sensores de glicose RF/micro-ondas não invasivos e factores fundamentais e desafios que afectam a precisão da medição." Conferência Internacional de Tecnologia de Instrumentação e Medição do IEEE de 2018 (I2MTC). IEEE, 2018. [Recurso eletrónico]. - https://ieeexplore.ieee.org/document/8409712 (data da candidatura 21.04.2024)

- Título do ecrã.

44. Wollina, Uwe, Martin Berger, e Kerstin Karte. "Cálculo dos parâmetros da placa ungueal e da matriz ungueal por ultrassom de 20 MHz em voluntários saudáveis e pacientes com doenças de pele." Skin Research and Technology 7.1 (2001): 60-64. [Recurso eletrónico]: https://pubmed.ncbi.nlm.nih.gov/11301643/ (data da candidatura 21.04.2024) - Título do ecrã.

45. Kallepalli, Akhil, et al. "Uma abordagem baseada em ultrassonografia para modelação de tecidos para informar estratégias de tratamento de fototerapia." Journal of Biophotonics 15.4 (2022): e202100275. [Recurso Eletrónico]: https://pubmed.ncbi.nlm.nih.gov/35044094/ (data da candidatura 21.04.2024) - Título do ecrã.

46. Megdad, Ayman R., Rabah W. Aldhaheri, e Nebras M. Sobahi. "Um método não invasivo para medir o nível de glicose no sangue usando uma antena de microfita de banda estreita." Jornal da Sociedade de Eletromagnética Computacional Aplicada 37.11 (2022): 1118. [Recurso eletrónico]. - https://journals.riverpublishers.com/index.php/ACES/article/download/18287/17917?inline=1#rS3.F13 (data da candidatura 21.04.2024) - Título do ecrã.

47. Tissue Frequency Chart [Electronic Resource]. https://itis.swiss/virtual-population/tissue-properties/database/tissue-frequency-chart/ (data da aplicação 04.05.2024) - Título do ecrã.

48. Yilmaz, Tuba, Robert Foster e Yang Hao. "Técnicas de radiofrequência e micro-ondas para medição não invasiva dos níveis de glicose no sangue". Diagnostics 9.1 (2019):6. [ElectronicResource].- https://www.mdpi.com/2075-4418/9/1/6 (data de aplicação 04.05.2024) - Título do ecrã.

49. Série de analisadores de circuitos vectoriais portáteis até 20 GHz [Recurso eletrónico] - Modo de acesso ao recurso: https://www.tehencom.com/Companies/Anritsu/MS20xxC_VNA_Master/ Anritsu_MS2026C_MS2027C_MS2028C_MS2036C_MS2037C_MS2038 C-u.htm - (acedido em 29.10.2023) - Título do ecrã

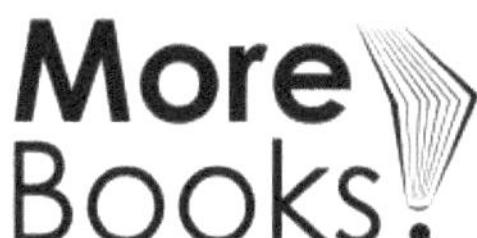

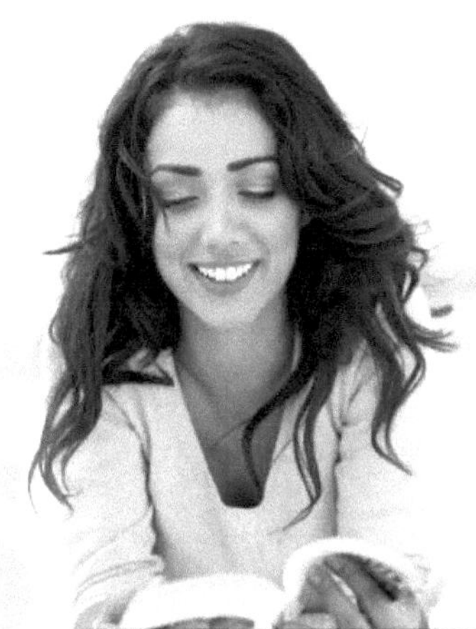

I want morebooks!

Buy your books fast and straightforward online - at one of world's fastest growing online book stores! Environmentally sound due to Print-on-Demand technologies.

Buy your books online at
www.morebooks.shop

Compre os seus livros mais rápido e diretamente na internet, em uma das livrarias on-line com o maior crescimento no mundo! Produção que protege o meio ambiente através das tecnologias de impressão sob demanda.

Compre os seus livros on-line em
www.morebooks.shop

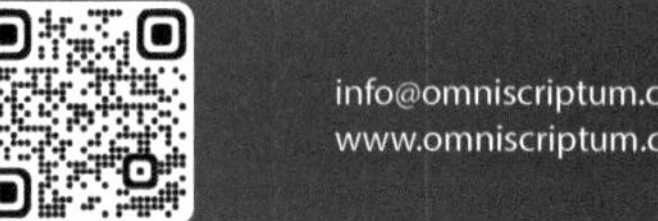

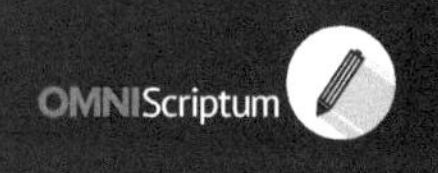

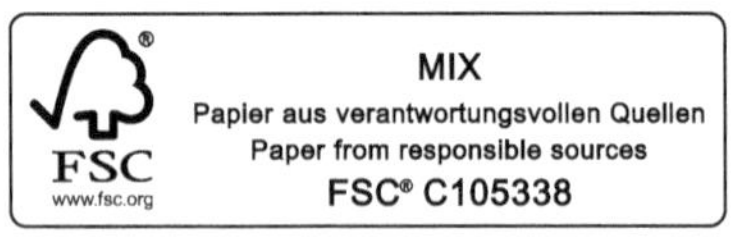

Printed by Books on Demand GmbH, Norderstedt / Germany